基金资助：

广东省教育厅2023年青年创新人才项目（2023WQNCX013）

广州中医药历史文化研究基地2024年度课题（Y202401）

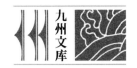

九州文库

近代广东口岸的中西医交汇研究
——以《海关医报》为中心

肖雄 著

九州出版社
JIUZHOUPRESS

图书在版编目（CIP）数据

近代广东口岸的中西医交汇研究：以《海关医报》
为中心 / 肖雄著 . -- 北京：九州出版社，2024. 8.
　　ISBN 978 - 7 - 5225 - 3234 - 9

　　Ⅰ. R - 092
中国国家版本馆 CIP 数据核字第 2024CT7812 号

近代广东口岸的中西医交汇研究：以《海关医报》为中心

作　　者　肖　雄　著
责任编辑　肖润楷
出版发行　九州出版社
地　　址　北京市西城区阜外大街甲 35 号（100037）
发行电话　（010）68992190/3/5/6
网　　址　www. jiuzhoupress. com
印　　刷　唐山才智印刷有限公司
开　　本　710 毫米×1000 毫米　16 开
印　　张　15. 5
字　　数　165 千字
版　　次　2024 年 8 月第 1 版
印　　次　2024 年 8 月第 1 次印刷
书　　号　ISBN 978 - 7 - 5225 - 3234 - 9
定　　价　95. 00 元

目　录
CONTENTS

导　论

回顾人类历史，每一次大规模流行病、传染病的发生与发展无不与当时的社会环境、人员往来、医学水平有密切关系。"地理大发现"之后，世界各地有了更加频繁的联系，人员的流动与新大陆的开发加速了疾病的传播。晚清时期的中国在"闭关锁国"政策下处于防御、保守之态，但面对来势汹汹的西方殖民者，羸弱的国力无法阻挡坚船利炮的攻击。中国大门被迫打开，首当其冲即海关所在的口岸地区。这些地区"得风气之先"，不仅率先接触到西方的科技与文化，也成为外来疫病最早进入和流行的区域，是西方医者观察中国医疗社会的绝佳窗口。

作为一个具有悠久历史和灿烂文化的文明古国，中国在数千年的历史中已形成了一套独特的、完整的医学理论体系。它根植于传统文化，渗透于民众日常，因地理环境的不同，而又有地域差别上的丰富体现。广东地处中国大陆之南，山脉阻隔使其气候地理迥异于中原，人居环境亦自成一派，中医学在此与地方民俗、文化思想融合共生，表现为既继承、延续了主流医学理论与方法，又具有地域特色医疗习俗。作为晚清中国与外界交流交往的重要门户，也是近代海关制度（包括海关检疫制度）在中国建立的首批省份之一，广东也较早经历了西方人士来华和西方医学的影响，这一切在近代中国医学发展史上具有显著特色。本书所关注的对象是以《海关医报》记载为主线的晚清至民国时期的广东口岸社会。这一时期，西方医学进入中国尚未成普遍之势；中国依然保持着以中医学为主流支柱的医学体系。同时，清王朝统治下的经济模式还具有顽强的生命力。海关医员通过海关进入开放的通商口岸工作、生活、行医，以第一人称的视角记录广东流行病、地方病的发生发展，观察广东人的卫生习惯与医疗习俗，其所携带来的西方医学知识以渐进的方式影响着中国人的思想观念与医疗方式。

《海关医报》是一部由西方国家在中国海关的驻华医员编写集纂而成的医学刊物，时间跨度为 1871—1910 年，平均每半年出版一期，主要为英文写作，部分为法文。该刊目前已由国家图书馆出版社将原文整理出版，共计 10 册。《海关医报》中由广东海关医员编著的记录共 98 篇，记载了 1871—1910 年广东港埠地区在中、西交往过程中出现疾病的种类、数量、传播方式，尤其是区域性流行病、地方病的发生与发展情况，也包含了当地的气候、水文、地理特征，社群环境卫生与饮食习惯，反映了中、西医学体系相遇之际，中、西医对待疾病治疗的不同理念和方法，及西方医学理论与中国传统医疗观念与身体观念的差异与对抗。这些记录成为我们了解中西医交汇下的近代广东口岸地区医疗社会的重要资料。由于这段时间去今未远，一些疾病的流行情况和中西医学观念至今还有参考与研究的价值，疾病循海而来的传播特点与新冠疫情的跨洋传播有相似之处；这在后疫情时代，显得尤为重要和具有启示意义。

因此，本书在全面梳理并翻译《海关医报》中有关广东口岸地区的医疗报告的基础上，考察 1871—1910 年间粤海关（驻地广州）、潮海关（驻地汕头）、琼海关（驻地海口）、北海关（驻地北海）、拱北关（驻地澳门）、江门关（驻地江门）等近代广东海关的设立与海关医员工作职责；研究海关医员观察与记录下的广东口岸地区环境卫生与医疗社会，重点研究热病、霍乱、鼠疫等流行病、传染病在近代广东口岸地区的传播和发展情况，比较传统中医学与近代西方医学在疾病治疗上的差异，同时通过考察海关医员与当地中医和医学传教士之间的互动，以展现更丰富、完整的近代广东口岸地区的医疗社会图景。

在具体的研究方法和思路上，本书以历史唯物主义理论为指导，综合运用历史文献研究法、分析归纳法、比较研究法、数据统计法等进行研究。全书共分为六章。第一章概述清末民初的广东建制沿革、自然环境与经济社会情况，通过文献研究法和历史考据法，对粤海关、潮海关、琼海关、北海关、拱北关、江门关等近代广东海关的开关时间、地点、机构设置等情况进行考察，结合其他史料梳理历任海关医员基本情况及个人经历。第二章介绍近代西方医学主要学说思想，分析近代西方医学影响下的海关医员如何看待广东本地人的医疗习俗与改造中国口岸城市卫生环境。第三章运用文献研究法和数据统计法对 1871—1910 年间海关医员记录下的广东口岸地区的疾病种类和数量进行系统梳理、统计，客观展现广东港埠疾病的历史面貌；结合中、西医学理论疾病观比较研究二者的疾病分类法；并运用文献研究法、分析归纳法重点考察热病、霍乱、鼠疫等流行病、传染病的传播发展情况、社会影响和中、西医学不同应对之策。第四章考察驻粤海关医员在华从医情况及与中医、种痘师等中国社群的交往互动，分析西医理论与中国传统医疗观的差异、对抗与共处，并以康兴丽在海南传教从医为例分析海关医员与传教士的部分身份融合。第五章考察海关检疫制度在近代广东的建立与发展，梳理汕头、广州、海口三地海港检疫制度变迁，以汕头海关检疫制度为重点分析近代广东海关卫生现代化进程；并关注海关检疫制度下侨民与华工的生存境遇。第六章是对全书内容的总结与思考。

　　本书的撰写是在充分借鉴和汲取学术界相关优秀研究成果的基础上形成的。在此，对相关学术发展情况作简要回顾与介绍。

　　1. 《海关医报》研究概况

　　《海关医报》是我国医药期刊的嚆矢。该刊以中国区域性疾病考察和分析为主旨，记录了港口城市的卫生状况、疾病发生、医疗实践、社会生活等方面情况，保留有大量一手观察数据。因此，学界对《海关医报》的研究也主要侧重于各地港口城市疾病与医疗社会的历史研究。

　　马伯英、高晞、洪中立等人较早注意到近代海关医疗机构的设立和医事活动的开展，在著作《中外医学文化交流史》（文汇出版社，1993 年）一书第九章"西来和缓　大吹法螺"第二节已有概述，后该书与 1994 年出版的《中国医学文化史》于 2010 年合并修订成今本《中国医学文化史》（上海人民出版社，2010 年）。邓铁涛、程之范（1999 年）在《中国医学通史·近代卷》中对《海关医报》

文献价值做出很高评价,认为其为"中国西医期刊之嚆矢"。部分台湾学者也关注到《海关医报》的重要性,陆续有成果产出。如戴文锋(1995 年)根据《海关医报》的记载,研究了清朝末期台湾开港地区的疾病与医疗社会;朱迺欣(2005 年)从现代西医视角整理了台湾淡水、基隆、高雄、台南等港口报告的脑神经系统疾病的发病与治疗情况,包括麻风病、鸦片瘾、梅毒引起的痴呆症和瘫痪症等;苏芳玉借助考察进驻台湾海关的外籍海关医员疾病观察与医疗行为,探讨了清末台湾疾病及西方医疗进入的历史。近年来,大陆学者对《海关医报》的关注愈多。詹庆华从文化传播的视角较为系统地研究了中国海关历史文献,所著《中国海关洋员与中西文化传播》(中国海关出版社,2008 年)讨论了海关洋员与西学东渐、西医传播、制度创新等方面的交往活动;并注意到近代海关医员在早期全球化进程中扮演的重要角色,整理研究了以《海关医报》为代表的中国旧海关出版物中海关医员推动西医在华传播的医疗实践与历史意义(2012 年)。此后,《海关医报》的医史价值逐渐进入学术界视野,伴随着医疗社会史研究在大陆的勃兴,杨祥银等人开始从医疗社会史的研究视角对该文献进行进一步深入研究。如杨祥银、王少阳通过梳理瓯海关医报资料考察了近代温州疾病医疗史(2012 年),并对文献所涉晚清浙江通商口岸的疾病进行了统计与分析(2012 年),王鹏、杨祥银(2018 年)又对 1880—1928 年出版的宜昌关《海关医报》进行研究,认为其是目前有关近代宜昌医疗史的最完整外文资料,并以之为中心考察了宜昌关医员与当地西医东渐的历史与影响。佳宏伟先后关注到《海关医报》中厦门商埠(2013 年)和云南商埠（2015 年）的相关疾病与社会卫生记录，通过梳理文献数据，较为客观地展现了清末民初厦门和腾越、思茅等地疾病历史图景和医疗卫生社会。李文巍（2014 年）则围绕《海关医报》对闽海关的记载，考察了晚清闽海关医员在海关医疗系统中的作用、对驻榕外国人的医疗保健及其与当地教会医院的联系等方面，认为闽海关医员医疗活动属于西方殖民医学的范畴。赵成彬、刘雅仙（2022 年）对《海关医报》记载的南京、镇江以及苏州等三个江苏通商口岸的疾病流行与救治情况进行了分析，认为欧美医学通过口岸进入中国，也使口岸的医疗卫生条件得到了一定发展。张志云（2022 年）以海关医员中的德贞、立德、玛高温为重点考察对象，探究海关医员对中医研究和中西医交流的贡献。董强（2023 年）从《海关医报》等多种史料出发，对海关医官形象的多面性进行了研究。

由于《海关医报》在考察近代医疗社会方面的文献价值与重要性，不少研究虽未以之为直接研究对象，但多有涉及。如近代流行病研究方面，单丽通过梳理《海关医报》在内的多种旧海关文献及近代方志，研究了 1902 年中国南方霍乱海路港口传入与内陆蔓延途径、时代特点和社会影响，总结了在现代化进程中中国港埠面临的卫生困境和历史经验。吴孟霞（2018 年）综合海关资料和多种中外文献研究了 1899 年辽宁营口鼠疫流行的历史情况和该事件背后的中西冲突与社会政治。近代中国环境与卫生方面，韩志浩（2009 年）在考察 1820—1912 年间烟台地区疾病流行与环境时，综合利用了《海关医报》和地方志相关文献，梳理了与环境密切相关的数种传染病暴发和流行情况。中西医学交流方面，佳宏伟（2018 年）认为海关医员凭借着自己的经验在改造"在地"医疗社会的同时，也在利用丰富的在地经验影响、改变西方的医疗社会。近代中西方之间医学交流与影响是相互的，而非单向的。

此外，由于《海关医报》在记录时注重地域气候、水文、地理环境的观察与记载，因此部分学者凭之研究近代区域气候变化，如何溪澄、冯颖竹考察了1877—1894年间的广州气象数据，总结了其对近代中国气象观测事业发展的历史意义。

2. 近代西医东渐研究概况

关于近代西医东渐及中西医相遇与冲突的问题，长久以来都是学界热衷探讨的焦点，时至今日已产生了丰富的学术成果。这里无意对这一领域研究做完全回顾，仅选取典型成果作一概述；由于部分海关医员兼有传教士身份，故"教会医学在华传播与影响"相关主题的近年研究成果也在此一并论述之。

在近代西方医学对华影响方面，台湾学者李尚仁（2000年）从医疗观念的角度较早关注到19世纪中西医交汇时期，英国医学对中国麻风病发生与流行的观点和态度，认为在殖民主义和社会达尔文主义的影响下，西方医学对中国疾病社会充满偏见和不实想象；此后，李尚仁（2005年）又进一步探讨了在环境医学观念下，来华英国医员对中国风土环境致病和中国人体质认知的误解，认为将中国划为"热带"国家带有强烈的种族与道德意味。李恒俊（2018年）对1858—1895年间来华西医对中国肺痨问题的调查研究进行重新梳理和考察，认为西医对中国肺痨产生和流行原因的论断混杂着医学知识、在地经验和种族偏见的解释，医学表达背后存在政治、文化等复杂的因素。

在教会医学在华传播与影响方面，赵洪钧（1989 年）在《近代中西医论争史》中即指出，"美国在华教会协会主张：'欲介绍基督教于中国，最好的办法是通过医药；欲在中国扩充商品的销路，最好的办法是通过教士。医药是基督的先锋，而基督教又是推销商品的先锋。'"苏芳玉（2002 年）讨论了清末长老教会和海关在台湾的医疗行为、疾病研究与医学教育等医疗史相关问题，探究了长老教会与海关医员在医疗方面的互动与合作。王勇（2007 年）认为传教士把医学当作服务本国资本扩张与商品输出，谋取对华通商利益的辅助工具，加快了西医在中国的传播。刘家峰（2008 年）从福音（传教）、医学和政治三个方面分析了近代中国的麻风救治事业由传教士担当的原因，指出近代中国本土麻风救治缺失存在的问题。高晞《德贞传》（复旦大学出版社，2009 年）以医学传教士德贞为研究对象，考察其将西医引入中国的历史与晚清医学近代化进程。陈占山（2011 年）研究了晚清民国时期，在潮汕从事医疗慈善事业的英国长老会、美国美北浸信会和天主教巴黎外方传教会等西方教会的医疗活动及其对当地社会的影响。胡卫清（2014 年）对英国长老会在华进行的慈善救济事业进行了研究，认为其具有服务教会内部和服务外部社会的双重功能及同时具有国际化和地方性的特点，成为近代中国连接外来与本土、民间与官方庞大体系的重要枢纽。郭强、李计筹（2018 年）认为美国约老会在广东德庆、罗定等边远地区创办医院和诊所开展医疗活动不仅具有慈善性质，还拉紧了地方民众与教会的联系，走出了一条独具特色的乡村医疗传教道路。杨金璐等人（2019 年）则考察了晚清民国时期西方传教士对广州市公共卫生与健康运动起到的积极影响，使广州卫生行政得以建立并走在全国的前列。

3. 近代疾病史研究概况

疾病史研究是史学与医学交叉的结晶，自 20 世纪 80 年代以来，愈加为学界所关注和重视。目前，近代疾病史研究可以大致分为宏观研究与微观研究两个方面。宏观研究方面，较突出的有：余新忠《清代江南的瘟疫与社会》（中国人民大学出版社，2003 年）、《瘟疫下的社会拯救：中国近世重大疫情与社会反映研究》（中国书店，2004 年）、《清以来的疾病、医疗和卫生：以社会文化史为视角的探索》（生活·读书·新知三联书店，2009 年）等著作探讨了清代、近代中国瘟疫的流行、防治，揭示了疫情对社会的影响与国家、社会对疫情的应对等一系列社会问题。赖文、李永宸《岭南瘟疫史》（广东人民出版社，2004 年）以广东史书、医书、地方志等一手材料入手，对 879—1911 年岭南地区瘟疫发生、发展、流行情况进行了详细梳理，重点论述了天花、霍乱、鼠疫等危害性较大瘟疫的传播与流行情况，尤其比较考察了广州、香港两地应对鼠疫的防治措施，分析了瘟疫流行对社会发展的正反面影响。张大庆《中国近代疾病社会史（1912—1937）》（山东教育出版社，2006 年）探讨了这一时段疾病与中国社会之间的互动，认为政治体制与卫生保健制度之间具有密切关系，阐明近代中国卫生制度对疾病防控具有重要的影响。张泰山《民国时期的传染病与社会：以传染病防治与公共卫生建设为中心》（社会科学文献出版社，2008 年）从民国传染病流行概况、救疗措施、政府预防措施、公共卫生建设等方面对民国时期传染病与社会关系进行了研究。梁其姿《医疗史与中国"现代性"问题》（载于梁其姿：《面对疾病：传统中国社会的医疗观念与组织》，中国人民大学出版社，2012年）从西方近代医疗制度和中国本土传统的方向思考医疗史与中国"现代化"与"现代性"。

　　微观研究方面，主要集中在鼠疫、霍乱、麻风病等传染病、流行病。如鼠疫研究：李永宸、赖文（2000年），李玉尚（2002年）、曹树基（2005年）等人对1894年穗港鼠疫的源头与传播途径均作了探讨和论述，并研究了广州、香港鼠疫应对机制及城市公共卫生问题。杨祥银（2008年）则从香港医疗卫生体制和疾病应对方式的角度，考察了鼠疫在香港的历史。郭蕴深（1996年）、田阳（2004年）、曹晶晶（2005年）、孟祥丽（2008年）等学者分别从西伯利亚铁路修筑、边境鼠疫感染、误食旱獭、沙皇政府人为因素等角度，探讨近代东北鼠疫的暴发原因。焦润明（2007年）、李银涛、李皓等人则研究了清政府应对东北鼠疫的措施和历史经验。与东北鼠疫研究相关的著作如《鼠疫与近代中国卫生的制度化和社会变迁》（社会科学文献出版社，2019年）等，亦从多个角度研究了东北鼠疫。除近代发生的穗港鼠疫、东北鼠疫这两场大型鼠疫外，还有地区性小规模疫情，如上海鼠疫，胡成（2007年）考察了1910年上海鼠疫病例发现后的华洋冲突，认为此次华人争取自主检疫的抗争，可视为推动英帝国威权在上海租界渐次崩衰的重要一环；又如云南鼠疫，李玉尚、曹树基（2001年）等学者对此开展了研究；以及福建鼠疫，杨明新（2006年）从鼠疫对福建社会的影响和社会各界对鼠疫应对的角度做了全景式的研究。

霍乱也是近代对中国社会影响重大的疾病之一。上海又是近代霍乱频发之地，因此不少学者以近代上海霍乱作为研究对象。如胡勇（2007 年）探讨了上海霍乱频发的原因，认为社会因素大于自然因素；殳俏（2008 年）梳理了上海霍乱流行的背景和原因，揭示了民众面临霍乱的态度和公共卫生观念的引进；李玉尚（2007 年）从地方病和外来病的视角对上海霍乱进行了全面研究；日本学者饭岛涉（2019 年）比较了上海、香港等地对待 1919 年霍乱采取的应对措施及产生的相应问题。除此之外，还有诸多学者对营口霍乱、天津霍乱、福建霍乱、江南霍乱等地域性霍乱的发生、发展、流行情况进行的专题论述。学者单丽近十年来一直致力于清代霍乱的形成因素、流行路线、传播路径、地域分布与变迁等一系列问题的研究，以方志、史书等一手材料考证、修订了学界对近代中国霍乱循海而来的传播路线与发展因素等问题的结论，具有较为重要的参考价值。

有关近代麻风病的研究，也是微观研究中受学者关注的一类问题。梁其姿对近代麻风病著有多篇专论，如《麻风隔离与近代中国》（2003 年）《从疠风到麻风：一种疾病的社会文化史》（2012 年）等，讨论了近代麻风病院的设立与麻风病人的处境，反映了近代麻风隔离措施背后复杂的意识形态因素。刘家峰（2008 年）从传教士方面、医学方面、政治方面阐述了近代中国的麻风救治情况。周东华以近代杭州麻风救治为例，探讨了福音医学与近代中国社会文化的关联性，认为传教士为近代中国带来了卫生现代化（2011 年）；也探讨了中国麻风病"污名化"的社会建构问题（2012 年）。还有一些学者如杜敦科（2013 年）、刘少航（2014 年）、岳小国（2020年）分别从图情学、史料学和医学人类学的视角考察近代《麻疯季刊》及其中的云南麻风病流行史料。

4. 近代粤海关史研究概况

粤海关为清代初期设立的沿海四大海关之一。《南京条约》后，1859 年设立了外籍税务司制度的又一粤海关，俗称"洋关"或"新关"，驻地广州；原粤海关又被称为"常关"或"旧关"，职能和权力也被大大削弱。现存最早系统介绍粤海关的专著为清人梁廷枏撰写的《粤海关志》，主要内容包括旧关的皇朝训典、前代事实、口岸、设官、税则、奏课、经费、禁令、兵卫等，已有整理出版的影印本和校注本。两个粤海关均有档案保存下来，粤海常关的档案现藏于中国第一历史档案馆，但其并未形成独立的体系；近代税务司系统下的粤海关档案，目前分别保藏于中国第二历史档案馆和广东省档案馆，粤海关和粤海关档案的研究一直受到档案学界和史学界的关注。20 世纪以来，近百年的海关文献报告日益受到重视，相关资料汇编不断产出，并由贸易税收研究视角逐渐扩展到社会、政治、文化、医学等多方面。如广州市地方志编纂委员会办公室、广州海关志编纂委员会（1995 年）编译的《近代广州口岸经济社会概况粤海关报告汇集》收集了 1860—1949 年粤海关报告，反映了近代广州中外贸易、近代化进程、经济发展、社会发展等世情。李爱丽（2005 年）所著《晚清美籍税务司研究 以粤海关为中心》介绍了美国与中国海关外籍税务司制度、美籍税务司与中国海关、美籍税务司与中国参加美国博览会、美籍税务司与近代中外关系等。由中国海关博物馆广州分馆（2013 年）编写的《粤海关史话》收录了粤海关设立、税收、缉私、主权变动、广州社会、海关官员、革命斗争等综合性史料，介绍了中国海关历史发展的脉络。国家图书馆出版社（2016 年）影印出版了《海关医报》、1888 年梧州海关头等总巡鲍纶（R. Braun）编辑出版的《汉口及长江口岸出口中国药材名录》、1889 年赫德指令海关编辑的《中国药材清单》，为研究海关医学提供了翔实可靠的文献史料。广东省档案馆（2018 年）编写的《近代广东海关档案·粤海关情报卷》收录了粤海关外籍税务司从各种渠道搜集来的广东各地逐日情报资料，反映了广东乃至全中国的社会政治等情况，具有较高的史料价值。粤海关博物馆（2018 年）编写的《粤海关历史档案资料辑要（1685—1949）》从机构人员、货物监管、征税、查私等方面反映粤海关设立以来的历史发展情况。此外，近年来学界对粤海关档案文献利用及价值亦进行了系统考察，如陈永生、李娜娜（2016 年）对近代二元体制管理下的粤海关历史及其运作过程中产生的档案的收藏、卷目、文献价值做了较为全面的梳理和介绍。黄朴等（2017 年）系统研究了粤海关近代档案的基本情况和主要特点，总结其文献历史价值不仅在于海关贸易研究，对城市建设、卫生状况、近代革命、对外交往等近代广东乃至中国政治社会经济领域均有重要的参考价值。陈其伟（2018 年）、王卉（2020 年）、黄瑞金（2023 年）等从出版、接收等图书情报角度对粤海关档案进行了研究。

总的来说，目前已有研究者关注到《海关医报》涉及台湾、浙江、云南、福建等地医事记录及其反映的地区疾病及医疗社会，一些学者考察了海关运作期间外籍海关医员对西医入华的促进作用和中西医学交汇冲突的时代矛盾。但尚未有学者对《海关医报》涉粤医学报告进行系统挖掘与整理研究。广东是古代海上丝绸之路起点之一，也是近代中外交往的重要前沿所在，有诸多海关驻地，广东口岸疾病、风土、社会等方面的情况及相关医事记录在《海关医报》中占有相当比重。因此，开展本书研究可补充现有《海关医报》研究之不足，并有助于深入考察清末民初广东沿海地区疾病流行和医疗社会。另一方面，学界对西医东渐的研究主要侧重于西方医学来华后对中国现代化进程、医疗事业、公共卫生等方面的史实梳理和影响分析，大多数研究在肯定西医对中国现代化卫生事业进程带来积极作用的同时，也认为其对中国传统医学和本土社会结构造成了冲击。从研究对象上来看，来华传教士是学界关注最多的一个群体，但除此之外，海关医员在近代中国传播西方医学和医疗观念活动中扮演的角色和起到的作用，研究仍不够充分，其与中国社会交往互动的考察亦有缺如。此外，海关医疗史是海关史研究中的一个小分支，长久以来少为研究主流所重视，港埠口岸是近代以来对外交往的重要据点，也是疾病输入流行的关键节点，随着近年人们对传染性、输入性疾病关注度的提升，海关医疗史不仅可补充现有海关史研究之不足，亦具有较强的现实意义。

　　有鉴于此，本书希望在前人研究的基础上，通过梳理《海关医报》涉粤口岸医事报告，探究中、西医学交汇时期广东口岸地区的医疗社会，为相关研究提供新史料参考，也为当代中国公共卫生事业建设和"健康中国"国家战略目标的实施提供历史借鉴。

第一章

近代广东海关与《海关医报》

第一节　近代广东概况

一、建制沿革

广东地处越城岭、都庞岭、萌渚岭、骑田岭、大庾岭（"五岭"）之南。自秦统一岭南设郡县始，岭南地区纳入中央王朝的统治，广东也进入正式政区建制。由于具有相对独立的地理位置，历代广东政区建置变动不大。"广东"之名得名于宋代"广东南路"之简称。明洪武二年（1369 年），朝廷下令将海北海南道（即合浦地区、雷州半岛和海南岛，怀集县除外）改隶广东，改广东道为广东等处行中书省。广东成为明十三行省之一，并基本形成了广东省"北依南岭，南临南海"的区域轮廓。清袭明制，改布政使司为省，清初，"广东省"名称正式使用，全省设六道、九府、四直隶州、二直隶厅、七十八县、七州、一厅。至清末，又增设赤溪直隶厅和阳江、钦州、崖州三个直隶州。

晚清广东的所辖区域，东邻福建，西及西北连广西，南濒南海，西南邻安南（今越南，时为法国侵占），北与江西、湖南二省接壤。辖区包括今广东省大部以及海南省全部，与今广东省辖区多有变化——原属广东省的廉州府（包括下辖二县及今北海市）、琼州府（包括下辖七县一散州）、钦州直隶州（包括防城县）、崖州直隶州（包括下辖四县）今已分属广西壮族自治区和海南省。原属广西的怀集县，今属广东省。省会番禺、南海（今广东省广州市）。全省辖广州、惠州、潮州、韶州、肇庆、高州、雷州、廉州、琼州共九府；嘉应、南雄、连、罗定、钦、崖共六直隶州；连山、阳江、赤溪共三直隶厅；连平、德庆、化、儋共四散州；佛冈一散厅。共辖七十九县。

辛亥革命后，政区建置基本沿用清制，但废府、州、厅，一律改县，实行省、县二级制。民国二年（1913年），又在省、县之间设道，成三级建制。翌年完成全省政区调整，共设粤海、岭南、潮循、高雷、钦廉、琼崖六道。此后，政局混乱，政区调整频繁，此处不作赘述。

港澳地区自古是广东政区的一部分。清代道光二十二年（1842年），第一次鸦片战争后，英国与清政府签订《南京条约》，迫使清政府将香港岛割让给英国，后逐步将强占区扩大到九龙半岛和新界。清代道光二十五年（1845年），葡萄牙政府单方面宣布澳门为自由港，驱赶中国驻澳海关员和县丞，陆续占领凼仔、路环两岛，并于光绪十三年（1887年）逼迫清政府与葡萄牙签订《中葡和好通商条约》，取得"永驻澳门管理"特权，所占地区包括澳门半岛、凼仔和路环岛三个部分。英、葡占领港澳后，使香港、澳门从广东政区分割出去，直至 1997 年、1999 年，中华人民共和国政府恢复对香港、澳门行使主权。

二、地理气候

广东省地势北高南低，具有山地分布较广但不高、平原不广、丘陵占优势的特点。山地主要分布于粤北、粤东、粤西；丘陵多分布于山地周围，或零星散落于沿海平原，其中粤东南丘陵最为广阔；平原则分布在大小河流的两岸，最著名者为珠江三角洲平原。广东省河流众多，分属于珠江、韩江、粤东沿海、粤西沿海水系。其中，珠江被誉为广东的"母亲河"，是中国第四长河，由西江、北江、东江和珠江三角洲网河汇流而成。除河网密布外，广东省还拥有十分丰富的海洋资源，是海洋大省。海域辽阔，海岸线曲折漫长，整个岸线自粤东汕头向西南方向延伸，至粤西湛江，岸线转向南面，绕过雷州半岛至廉江安铺。

广东省属热带、亚热带季风气候，北回归线横穿岭南中部，大部分地区夏长冬短，太阳辐射量较多，日照时间较长，各地平均气温在 18℃~26℃，各地降水量在 1500~2500 毫米之间。但降水季节分配不均，4—9 月为多雨期，集中了全年降水量的 80% 左右。宋代陈昭遇在《太平圣惠方》中指出："岭南土地卑湿，气候不同。夏则炎毒郁蒸，冬则温暖无雪，风湿之气易于伤人。"元代释继洪《岭南卫生方》亦指出："岭南既号炎方，而又濒海，地卑而土薄。炎方土薄，故阳焕之气常泄；濒海地卑，故阴湿之气常盛。""阳气常泄，故四时放花。……一岁之间，蒸湿过半，三伏之内，反不热甚，盛夏连雨。"

总的来说，广东省地貌水文具有典型的南粤地域特征：海岸线长，海域辽阔；水系发达，河流众多；夏长冬暖，高温多雨，水热资源丰富等。这种地理气候为疟疾、伤寒、鼠疫、寄生虫病等地方性流行病、传染病的发生发展提供了环境条件。

（一）气候失常、降水不均，易致疫灾

尽管岭南地区大多数时间热量充足，不见霜雪，但偶遇强劲的寒潮、霜冻、低温阴雨等气候失常，则会导致灾害性天气发生。如广东省乐昌县在光绪十四年："春夏，气候不调，疫疠成灾。"在光绪二十九年："夏秋之间，气候失常，病疾传染。"如遇降水季节分配不均，暴雨如注，亦会导致灾异发生。

（二）自然灾害频繁，易致疫灾

广东省自然灾害主要表现为暴雨洪涝、风灾、旱灾等。因岭南地形以山地、丘陵为主，地表水资源丰富，易加剧暴雨洪涝等灾害的程度。清末民初，广东各地灾害频繁。如清代咸丰三年（1853年），"六月、七月，东、西、北、韩江间同时发洪，淹死一百三十七人，堤围多有崩决，因早稻多已收割，晚禾尚未插莳，不致成灾，被淹之区，南海、三水、曲江、海阳、丰顺五县较重，大埔、澄海、高要、高明等次之，其余东莞等十三州县又次之"；清代光绪二十三年（1897年），"琼山县八月二十一日飓风大作三日始息，海水暴涨高数丈，海口大街水深数丈"；清代光绪二十七年（1901年），"阳春、清远、乐昌秋旱，三角洲冬旱"。灾害频繁导致人口死亡率升高，也加速了相关疾病的传播与流行。

（三）生物种类繁多，易致疫灾

广东的生物资源种类多样，起源古老。树种繁多，植被以常绿阔叶雨林—季雨林为主。南海诸岛又有特殊的热带珊瑚岛植被，丛林茂密。加上湿热的气候，使此地自古以来就被视作"烟瘴之地"，疫疬丛生。"师行山谷，枕戈露宿，饱受烟瘴，以致传染疫气，物故颇多。"另外，广东动物种类也很丰富，有不少珍稀濒危物种，如华南虎、黑长臂猿、懒猴等；且在地理和物种上与鼠疫疫源地云贵高原关联紧密，这为鼠疫在广东的暴发提供了疫源。如光绪十六年（1890 年）："冬，鼠疫盛行。先是同治间，此症始于安南，延及广西，遂至雷（州）廉（州）。"

三、经济贸易

广东省经济文化的发展高度依赖于对外贸易。明代广东沿海沿江地区已出现佛山、江门等一批新兴城镇和专业性墟市，如合浦珠市、东莞香市、番禺鱼市等，一直延续至清。明永乐年间市舶司的恢复，推动广州对外贸易进一步发展，使广州成为当时中国最重要的贸易口岸和广东最大的商业城市，徽州人叶权《游岭南记》记载："（广城）商贾骤集，兼有夷市，货物堆积，行人肩相击，虽小巷亦喧填，固不减吴阊门、杭清河坊一带也。"海外贸易的开展，不仅推动广东经济的发展，也密切了广东与世界之间的联系。16 世纪以后，西人东来渐多，以广州为主要出入口。清初，虽实行海禁政策，但无法断绝中国与世界的联系，因此，外洋商船云集的广州便成为清政府实施"一口通商"的最佳之地。粤海旧关设立后，清政府在"严华夷之大防"前提之下，组织、指定一些商人专管广东对外贸易，由此便形成了广州十三行与垄断对外贸易的行商制度。

1757 年，随着乾隆皇帝仅留粤海关一口对外通商上谕的颁布，清朝的对外贸易便锁定在广州十三行。关于"十三行"究竟为哪"十三"个商行，学界历来有所争议。但可以肯定的是，这个位于珠江边上的中外交易场所，与当时几乎所有亚洲、欧洲、美洲的主要国家和地区都发生过直接或间接的贸易关系。这里拥有通往欧洲、拉美、南亚、东洋和大洋洲的环球贸易航线，是清政府闭关政策下唯一幸存的海上丝绸之路。对于宫廷来说，是一个富饶的"天子南库"。广州也因此成为全国最重要的经济中心。

广东省内的另一经济中枢是汕头。晚清时期，广州、汕头两大商埠的贸易对整个珠江三角洲、潮汕地区经济布局，乃至广东农村社会经济结构都产生了重要影响。由于海外贸易的刺激和本土经济的繁荣，鸦片战争前，珠江三角洲和广东沿海部分地区已经出现资本主义的萌芽。鸦片战争后，中国国门洞开，广州、汕头等地相继被迫开放为通商口岸，香港、澳门为英、葡所占。欧美诸国带着欲望与野心来华拓展市场，广东被卷入世界资本主义经济体系。自此之后，以广州、汕头为主的广东商埠的进出口贸易都较之前有显著增长。进口的货物，以棉纱、棉花、棉衬衫、鸦片、煤油、洋米等为主，不仅从商品上以价廉质优的机纺棉纱及棉织品打败了本土的农家手纺业，还以大量鸦片控制国人的身体与精神，更对中国传统的矿业、粮业造成了巨大冲击。

与之相伴随的，是近代西方文化与知识的涌入和广东沿海地区人口的流动性增加。人员与疾病随越洋轮船不断驶入广东港口，带来各类输入性疾病。在近代中国被裹挟进入全球疾病体系的进程当中，广东沿海地区首当其冲；而经济与人烟的自古繁华和稠密的人居环境也使广东港埠地区成为外来疾病孵化的温床，这是近代广东地区疾病传播与流行的一个重要原因。

第二节　广东海关的设立与发展

一、清政府设立粤海旧关

唐开元二年（714 年）设立的"市舶司"制度，会集海关、外贸和外事三重职责，可视为中国海关制度的前身。中国真正意义上的海关出现于康熙二十四年（1685 年）。清政府鉴于"台湾平后，海禁解严""海氛廓清"，在东南沿海的广州、泉州、松江、宁波四地设立粤、闽、江、浙四个海关，并着通商口岸设关均行海关监督制度。粤海关是中国历史上正式建立海关的开始，也是当时四个海关中唯一专设监督一职进行管理的海关——"惟广东粤海关专设监督，诚重其任也"。监督一职由清帝任命，权力甚大，地位与行省督抚大员等同。粤海关的管理范围覆盖整个广东沿海，在"一口通商"

期间，其更是成为中国（大清）海关的代名词。

粤海关下辖的省城大关黄埔口，设黄埔税馆、夷务所、买办馆等机构。为实现精细管理，粤海关又在广东沿海各地设置了 70 多处监管机构。清代梁廷枏的《粤海关志》系统介绍了粤海关的口岸、设官、税则、奏课、经费、禁令、兵卫等基本情况。粤海关既管理进出口岸的船舶，也管理内河航运船只，其主要职能有稽查十三行及外国船只进出黄埔港口贸易情况，征收关税；行使国家主权，实行引航制度，对外国船舶进出港口实施强制性引航管理；以及监督修船和协助督查等。其中，征收关税是粤海关最重要的一项职能。广州既有"一口通商"的"先天优势"，又有专营"外洋贩来货物，及出海贸易货物"的十三行这一专门机构。随着海关的设立与运行，很快广州港埠出现外商云集的繁荣景象——"凡南洋之广南港口、柬埔寨，及西南之（土赤）仔、六坤、大呢、吉兰丹、丁葛奴、单咀、彭亨诸国咸来通市"（康熙时期），"向来洋船俱由广东收口，经粤海关稽查征税，其浙省之宁波不过偶然一至"①（乾隆时期）。清廷甚至要求北上的英国东印度公司商船必须经由粤海关入华，"将来只许在广东收泊交易，不得再赴宁波，如或再来，必令原船返棹至广，不准入浙江海口"②。按规定，每百斤货物需抽取一定的担头银作为关税。因此，粤海关是当时中国最重要的海关关税来源处，被称作"天子银库"，也成为中外贸易最重要的枢纽，在中国与西方贸易的管理上居于绝对的垄断地位。

---

① 清高宗实录［M］. 北京：中华书局，1985：12.

② 王之春. 国朝柔远记：上［M］. 北京：朝华出版社，2019：249.

二、外籍税务司制度与广东新关的建立

鸦片战争之后，中国主权丧失，香港、澳门割让，广州、汕头、惠阳、拱北等处开辟为商埠，封建自然经济进一步解体，广东经济急剧殖民地化。巨大的经济利益与特殊的政治地位，使中国海关成为西方殖民主义攫取的重要对象。西人不仅掌握了海关主权，还设置外籍税务司制度，方便其对中国海关的全面控制。

外籍税务司制度源于 1853 年中国与英、法、美三国签订的《上海海关协定》，此时中国对外贸易的重心已从广州转移至上海，协定的主要内容要求：海关机构中任用外籍人员担任税务监督；其人选由三国领事提名，上海道台加以任命；由三名税务监督组成税务司署，由其选任各级中外属员。西方列强在成功强夺江海关管理权后，又伺机夺取全中国海关的行政管理权。1858 年《天津条约》附约《通商章程善后条约·海关税则》签订后，外籍税务监督制度演变为外籍税务司制度，推广到所有口岸。1859 年 5 月，英国人李泰国（Horatia Nelson Lay）被任命为中国海关第一任外籍总税务司①，海关总税务司署设在上海。李泰国按照西方近代海关模式逐步改组各地海关。

粤海关于清咸丰九年（1859 年）开始仿照江海关建立外籍税务司制度，是中国第二个采用外籍税务司制的海关。随着半殖民地半

---

①　外籍总税务司下任命有税务司，负责管理各开放口岸的通商和管辖关税，他们的身份属于中国官员，但没有中国方面的人事权。

封建社会程度的加深，咸丰十年至民国二十五年（1860—1936年），外籍税务司制度在广东沿海普遍推行，省内潮州、北海、海口、九龙、拱北、三水、梧州、江门等口岸陆续建立税务司公署，先后设立了潮海关、北海关、琼海关、九龙关①、拱北关②、三水关、江门关、龙州关、梧州关、雷州关等税务司公署，与粤海关并列，受总理衙门属下总税务司署领导。

《海关医报》记载了广东地区粤海关、潮海关、琼海关、北海关、拱北关、江门关六个海关的医疗报告与社会情况。结合黄序鹓《海关通志》等文献材料，梳理这6个海关设立的时间，如下表（表1）所示：

表1　广东口岸海关建立情况一览表

名称	地点	时间
粤海关	广州（设黄埔分卡）	1859年10月24日（咸丰九年九月二十九日）
潮海关	汕头	1860年1月1日（咸丰九年十二月初九日）
北海关	北海	1877年4月1日（光绪三年二月十九日）
拱北关	澳门	1887年3月17日（光绪十三年三月初九日）

① 1886年，中英《管理香港洋药事宜章程》签订，其中规定，总税务司海关可在九龙中国境内设海关，接管汲水门、九龙城、佛头洲及长洲4关厂及所属各厘金局站卡。1887年4月2日，九龙关正式建立。参考文献：《港澳大百科全书》编委会．港澳大百科全书［M］. 1993：71.

② 1887年2月24日，第二任总税务司赫德任命法来格为即将在澳门附近新设立的海关税务司，负责筹办关事宜，陆续调遣一批洋籍关员到香港待命。3月17日光绪皇帝下达诏书"澳门附近的关卡定名为拱北关"。法来格于4月2日分配关员接管马骝洲和前山税厂以及三个从属的缉私卡，正式建立拱北关。参考文献：中华人民共和国拱北海关．拱北海关志［M］. 1998：3.

续表

名称	地点	时间
琼海关	海口	1876 年 4 月 1 日（光绪二年三月初七日）
江门关	江门（设五分卡）	1904 年（光绪三十年正月二十一日）

注：以上海关原本均由粤海关监督管辖，自光绪三十四年（1908 年），广东新设关税务处以来，广东各海关遂同归关税务处管理。

外籍税务司制度在中国海关得到普遍确立后，近代中国海关实际由两个部分组成：一是管理对外贸易的新关（ New Customs）或称洋关（ Foreigner Customs），实行税务司制度；二是传统的管理内贸的常关（ Native Customs），清末以后为外籍税务司所监管，亦称旧关。以粤海关为例，1859 年新设外籍税务司制度下的粤海关后，粤海关分化为两个相互独立又相互联系的征税组织：一是由原海关监督主管负责管理本国民船、商人贸易征税的组织，但原有职能和权力被大大削弱；一是由外籍税务司主管负责管理外国商船、商人贸易征税的组织，由洋人管理。

第三节　身份特殊的医者：海关医员

一、近代中国的海关洋员

由于新关为洋人管理，并雇佣洋员大量参与近代中国海关的工作，也就形成了一支数量不小的海关洋员群体。海关洋员，是 19 世纪中叶到 20 世纪上半叶这一特殊时代背景下在中国政府机构出现的一个特殊群体。其历史可追溯至江海关税务管理委员会形成时期。1853 年 9 月，上海小刀会起义，江海关行政陷入停顿，英国驻沪领事阿礼国等借机提出江海关实施"诚实与精干的外国官员和中国当局相结合"的组织方案。在英、美、法三国领事的干预与逼迫下，两江总督同意三国各设一名"税务监督"，即英国人威妥玛（T. F. Wade）、美国人喀尔（L. Carr）和法国人史密斯（A. Smith）。此三人即为中国海关洋员之始。

1858 年 11 月，清政府分别与英、美等国签订《天津条约》，其附属条约《通商章程善后条约》第十款规定："通商口岸划一办理""邀请英（美）人帮办税务并严查漏税"。通过条约形式正式承认了洋人具有在中国稽查税务的权力。1861 年 1 月，总理各国事务衙门（简称总理衙门）成立。这个机构改变了此前中国历朝无专管外交的中央机构的历史①，也意味着清政府对"华夷关系"认知的彻底转变，从自诩为"天朝上国"转向与洋人订条约以取信各国。总理衙门综理外交日常事务，设英国、法国、俄国、美国、海防五股，总揽外交及与外国发生干系的财政、军事、教育、矿务、交通等各方面大权，以及人事任命权。李泰国、赫德就是相继由总理衙门任命的海关总税务司。

1864 年，清政府批准《通商口岸募用外国人帮办税务章程》后，众多洋人来华参与中国海关工作。据资料统计，1875 年中国海关首次公布了洋员人数，为 408 人，至 1909 年，已达到 1469 人，为

---

① 一般由职司礼仪、祭享、贡举的礼部兼理。参考文献：冯天瑜. 中国文化近代转型管窥 [M]. 北京：商务印书馆，263.

历年洋员人数最多的时期。从他们的个人身份来看，领事馆人员、军人、学生、商人、医生、传教士等均有。因海关洋员的生活待遇优厚，薪酬高，津贴多，因此吸引了不少接受过正规西方高等院校教育，拥有体面家庭背景，希望能在中国实现人生价值、维护家族与国家荣誉的西方人来中国海关工作；当然还有一些人来华的动机是出于对古老中国的向往，抑或为了"淘金"。

近代中国的海关洋员，主要包括海关内外班、海关兼办邮政时的邮政职员、关医及参与常关管理和由海关支付薪俸的同文馆教习等。詹庆华对海关洋员作过整体性的论述："海关洋员群体属于海关职员群体的一种，他们在稳定的机构里工作，在总税务司垂直统一领导下，有着统一的职业操守和规范。有明显的职业归属和认同感，在《新关题名录》《海关职员录》上都能找到。他们有相对集中的固定居所（如税务司公馆、帮办宿舍楼等），在法律上都享有治外法权地位，有着相同生活习俗和宗教信仰，共同参加一些民间团体组织（如海关俱乐部、皇家亚洲学会、皇家地理学会、文学俱乐部、击剑俱乐部等），出身的文化背景基本相同，而且海关洋员有一定的数量，与任何一个外国在华洋员群体相比，有其代表性和典型性。"

二、驻粤海关医员

19 世纪，伴随西方资本主义、殖民主义的向东扩张，疾病的传播与医学知识的流动也在同步进行。考虑到本国派出人员与侨民常因难以适应东方气候而产生疾病，西方国家纷纷派出医疗人员进入东方殖民地开展诊疗工作或创办西医院。海关医员就是在这一背景下进入到海关洋员系统的。

赫德（Robert Hart）担任第二任总税务司期间，在征税部门下设海关医务所（custom medical service），内设医务官（customs medical officer，俗称海关医员或海关医官）。当时广州、厦门、上海、宁波、福州等17个港口都设置了相应的医务所和医务官（员）。医务官（员）负责海关职员的医疗保健，承担港口进出口船只检疫工作，当船上缺乏医生时，还要负责照顾和治疗患病的船员。除了主管港口防疫工作之外，也为当地欧洲人与本地人提供医疗服务。部分海关医员还研究当地的风土病与流行病，并记录当地面临的医疗问题。可以说，海关医员是海关洋员群体中一支非常重要的力量。大多数海关医员来自英、美、德、法、葡等西方国家，首批17名医务官中，除黄宽为中国人外，其余都是在华著名医学传教士与医生。海关医员大部分是从海关外部聘请的专业医生，有的被聘为关医后还协助外面一些教会医院，也有一些海关医员是由海关内部管理人员兼任。

由于海关医员有一定的任职期限，因此同一个海关的医事工作常由数个海关医员接续完成，部分海关医员也因工作调整、调动而有多个海关的任职经历。根据《海关医报》的记载，结合《中国海关密档》《基督教新教传教士在华名录》《基督教传行中国纪年1807—1949》等国内外文献材料，梳理《海关医报》所载广东地区海关医员的基本信息与任职情况，如表2所示：

表2　广东口岸地区海关医员一览表

姓名	国籍	任职时段	所在海关
F. Wong 黄宽	中国	1871—1878	粤海关
Carrow 计罗	美国	1879—1882	粤海关
Wales 魏乐思	英国	1882—1894	粤海关
AlexanderRennie 亚历山大·礼呢	英国	1894—1898?	粤海关
Stewart Ringer 凌兰（又译作凌尔）	英国	1898—1902	粤海关
Davenport 达文波特（又译作德温朴）	英国	1903—?（后缺失）	粤海关
Scott 斯库特（又译作史葛、史高德）	英国	1874—1880	潮海关
Pollock 波乐	英国	1881—1882, 1888（后缺失）	潮海关
Henry Layng 韩尔礼	英国	1889—1903（后缺失）	潮海关
Lowry 劳奥利	英国	1882—1885, 1901—1903	北海关
Sharp Deane 田三德	英国	1889—1900	北海关
Cox 柯罗巴	英国	1887（后缺失）	北海关
Leopold G. Hill 希尔	比利时?	1895（后缺失）	北海关
Abbatucci 埃卜图茨	法国	1910 年有记录，在任时段不详	北海关
Reid 立德	英国	1874—1875（后缺失）	琼海关
Aldridge 阿德治	英国	1881—1885	琼海关
Lowry 劳奥利	英国	1885—1889	琼海关
William Kirk 格卫龄	英国	1890—1892（后缺失）	琼海关
McCandliss 康兴丽（又译作麦坎德利斯）	美国	1896—1910	琼海关
Sidney L. Lasell 拉塞尔	英国?	1901—1902?	琼海关
Gomes Da Silva 戈梅斯·达·席尔瓦	法国	1897? —1903?	拱北关

姓名	国籍	任职时段	所在海关
John A. Mcdonald 麦克唐纳	英国	1908—1909?	江门关

黄宽（英文名 F. Wong，1828—1878 年），字绰卿，广东中山人。1847 年与容闳、黄胜等人留学美国，获文学学士学位；1849—1856 年在英国爱丁堡大学医学院学习，获医学博士学位。是第一位在外国留学毕业的中国医生。1863 年，黄宽回到广州，正值中国海关医务处成立，在首批聘用的海关医官中，他是唯一的中国人。

计罗（Carrow），美国长老会传教医师，清代光绪四年（1878年）来华布道施医，驻广州。

魏乐思（Wales），清代光绪八年（1882 年）来华首任海关医员。

亚历山大·礼呢（Alexander Rennie），来华首任海关医员的时间为清代光绪十四年（1888 年），曾在淡水关（Tamsui）任职（1888 年）。

凌兰（又译作凌尔，Stewart Ringer），来华首任海关医员的时间为清代光绪七年（1880 年），曾在厦门关（Amoy）任职（1881—1882 年，1888 年）。

达文波特（又译作德温朴，Davenport），生平不详，曾于广州行医。

斯库特（又译作史葛、史高德，Scott），曾在汕头福音医院服务，后在国际红十字会任职。他认为医疗传教的基本目的就是解除病人痛苦，而将病人能否支付必要的治疗费用放在从属地位。

波乐（Pollock），来华首任海关医员的时间为清代光绪七年（1881年）。

韩尔礼（Henry Layng），来华首任海关医员的时间为清代光绪七年（1881年），曾在宜昌关（Ichang）任职（1888年）。

劳奥利（Lowry），来华首任海关医员的时间为清代光绪七年（1881年），1891—1901年在琼海关任二等帮办后班，1905—1906年升任北海关代理税务司。

田三德（Sharp Deane），来华首任海关医员的时间为清代光绪六年（1880年），先后在芜湖关（Wuhu，1881—1882年）、北海关（Pakhoi，1888年）、福海关（1914—1919年，超等帮办前班）等处任职。

柯罗巴（Cox），生平不详。

希尔（Leopold G. Hill），生平不详。

埃卜图茨（Abbatucci），生平不详。

立德（Reid），来华首任海关医员的时间为清代同治九年（1870年），曾在江汉关（Hankow）任职（1881—1882年）。

阿德治（Aldridge），来华首任海关医员的时间为清代光绪六年（1880年），曾在琼海关（Kiungchow，1881—1882年）、芜湖关（Wuhu，1888年）任职。

格卫龄（William Kirk），曾任瓯海关二等帮办前班（1889年）。

康兴丽（又译作麦坎德利斯，McCandliss），美国长老会传教医师，于1885年到达中国广东，在广州医院工作数月，后前往海南岛，驻海口关龙镇，创建"福音堂"和"福音医院"（今海南省人民医院），为海南第一所西医院。

拉塞尔（Sidney L. Lasell），生平不详。

戈梅斯·达·席尔瓦（Gomes Da Silva），生平不详。

麦克唐纳（John A. Mcdonald），生平不详。

第四节 《海关医报》的刊行与主要内容

一、近代中国医学报刊之始——《海关医报》

海关工作的特殊性，使海关医务所成为观察中国社会与研究中国流行病、传染病、地方病的一个绝佳窗口。江海关医务官、传教士医生哲玛森（R. A. Jamieson，又译作贾米森）建议赫德利用海关独特的地位收集有关在华外国人与中国人的疾病材料，并以半年度报告形式汇集成册。赫德对这一建议大为赞赏，并于1870年12月签发了海关视察署第19号报单，全权委托哲玛森负责主编一本杂志，刊载海关医务官收集的疾病材料和分析论文。赫德呼吁各海关医务官们积极参与这项工作，"充分利用海关所处的有利条件，广泛搜罗一切有关在华外国人及中国人的疾病资料，并能每半年将汇集资料按照格式整理出版"。并提请他们注意如下问题：

①半年内各海关的一般健康情况、外国人的死亡率，尽可能对死亡原因进行分类；

②疾病的一般类型，基本特点与并发症，所需的特殊疗法；

③疾病与所在地区地理环境、气候、季节之间的关系；

④特殊疾病；

⑤流行病的有无、原因、死亡率、病程和治疗。

赫德认为，中国幅员广大，各地气候、环境变异甚大，除了有不少特殊疾病之外，同样疾病在不同地方也会有其特异性，因此这份期刊的出版将可提供中国与英国本土医学界许多有用信息。因此，海关医员在向口岸不同阶层提供医疗卫生服务的同时，还参与了海港检疫、气象观测等活动。形成的这份杂志就是《海关医报》（Customs Medical Reports），主编即哲玛森。《海关医报》从 1871 年 8 月出版发行第一卷，之后每半年出版一期，自 1904 年 3 月后便中断发行，直到 1910 年 9 月又复刊一期，此后便完全停刊，共出版 80 卷。① 详细报道了 19 世纪末期传教士医生在中国各地的疾病调查报告和有价值的论文，真实记录了口岸城市的气候、水文、地理特征，历年疾病发病、流行情况及相关医疗实践，涉及中国各口岸的公共卫生及医疗状况、饮食、防疫、气候、地理、生活习俗等内容，全景呈现了通商口岸地区的医疗卫生状况。虽然这部刊物属于海关系统内部医学情况通报性质的传播载体，但由于其内容丰富、传播广泛，是研究 19 世纪中叶以后西医东渐发展概况和中国医疗社会的宝贵资源，被认为是我国西医期刊的嚆矢。

《海关医报》中还记载了海关医员眼中的中医药与医疗民俗

---

① 1915 年，总税务司安格联（F. A. Aglen）决定将其从海关出版名录中取消，由海关造册处转交给《博医会报》出版。

（如食疗、养生等），部分海关医员与中医、中国民众的互动往来也被记录其中，成为西方世界了解近代中国和中医学的一个重要窗口，也是中国医学和中华文化传播的一个重要载体，具有较高的历史文献与文化价值。1884 年，英国皇家医生戈登（C. A. Gordon）将《海关医报》中特有价值的部分摘编形成《驻华医报撮要》在伦敦出版，同时还以此为依据向伦敦卫生博览会提交论文，使《海关医报》及其记载的中西医交汇的近代中国与疾病在西方得到公共展示。因此，《海关医报》也成为中西医学与文化交流的重要传播媒介。

二、《海关医报》的主要内容

《海关医报》的报告大致可分为三个部分：第一部分介绍当地的地理位置与自然环境；第二部分报告当地的气候状况，包括每月的最高温、最低温、平均温度、降雨天数、降雨量等，记录上述资料乃是因为海关医员认为广东地区发生的疾病与当地的自然环境、气候变化与生活习惯有关，特别是热病、疟疾与伤寒等方面的疾病；第三部分是有关医事方面的统计与叙述，为整篇报告的主体，内容包括外国人与本地人罹患疾病的种类、各种疾病人数的统计、疾病的症状、可能的病因与治疗情形等。

由于海关医员有一定的任职期限，因此同一个海关的医事报告的撰写与上报多由几个海关医员接力完成，其间或因各种原因有所中断。该刊主要为英文，小部分为法文。《海关医报》具有中国区域性疾病考察的报告性质，最早刊登了西方医生探究中国疾病名称和分类的研究成果，也积累了数量庞大的疾病样本。就广东口岸地区的记录而言，其反映了当地的气候、水文、地理特征，社群环境卫生与饮食习惯，历年疾病发病、流行情况及相关医疗实践，客观展现了广东港埠疾病的历史面貌；尤其关注广东风土病、传染病在当时社会的传播发展情况、社会影响和医学应对；也记载了驻粤海关医员在华从医情况及与中医和中国社会的交往互动。

如记录了广东省粤海关（广州）、潮海关（汕头）、北海关（北海）、琼海关（海口）、拱北关（澳门）、江门关（江门）6 大海关及相关港埠地区的疾病（流行病）年谱、发病人数、患者性别、疾病种类，并逐月报告了六地历年气温、降水数据与变化曲线；记载了流行于广东各港埠（海关）的各类多发性热病，如间歇热、回归热、低热等，结合西方"环境医学"理论分析热病成因与致病途径，以及海关医员对热病的治疗方法、用药和病患预后情况等；报道了 19 世纪 90 年代穗港鼠疫大流行的波及地区和感染程度，分析了鼠疫的来源、传染途径，详细记载了这次鼠疫的发病率、死亡率、主要症状、中国传统治疗手段及海关医员应对鼠疫采用的方式和方法；报道了霍乱循东南沿海进入中国内陆的流行路径、感染方式、主要症状、海关医员救治霍乱患者的基本情况、用药偏好等；记载了肺结核在广州的流行情况、好发人群、临床表现，分析了肺结核在不同阶层人群中的发病偏好及其可能的原因；记载了海港检疫制度在上海、厦门、汕头等处的建立与制度施行情况。同时，还记载了广东港埠城市的公共卫生环境，并提出改进意见；记载了中医对热病、鼠疫的治疗原理和部分方药；记载了民间"过癫""驱鬼"等医疗民俗和普通中国人对待西医的态度，等等。

因此，《海关医报》对于研究近代广东港埠地区疾病发生与流行的时代特征、疾病社会传播和医学应对的历史经验与教训，具有重要的文献价值与历史意义。我们也可通过透视《海关医报》反映的西医理论与中国传统医疗观的差异、对抗与共处，探究中、西医学交汇时期的疾病认知与医疗社会。

第二章

西方医学与广东口岸社会的碰撞

第一节　近代西方医学对海关医员的影响

19世纪在西方医学中占据主流的医学理论主要为"环境医学"理论及其衍生出的"瘴气致病"理论。70年代后，巴斯德、科赫相继发现结核菌、霍乱菌等，并证实了细菌与疾病间的病原学关系，由此，现代细菌学说逐渐取代此前占主导地位的医学理论，为西方社会广泛接受。对于当时驻守中国的海关医员来说，"环境医学"和"瘴气致病"理论是当时西方影响力最大的学说，左右了他们的疾病认知与《海关医报》的书写方式。

一、"环境医学"理论

不论中医还是西医，对环境与健康的关注都由来已久。早在中国西周时期，人们就已认识到不同的水质和居处环境会直接影响人体健康。如《左传·成公六年》记载："土薄水浅，其恶易觏。"

《吕氏春秋·季春纪·尽数》也有相似记载："轻水所，多秃与瘿人；重水所，多尰与躄人；甘水所，多好与美人；辛水所，多疽与痤人；苦水所，多尪与伛人。"

与此相似的是，古希腊医学家希波克拉底也提出环境的重要性。其在《论空气、水和所在》一文中指出："谁若想准确地研究医学，就应该这样去做：第一，考虑一年的四季，季节会有什么影响，因为四季是不同的，而且变化很大。第二，考虑冷风和热风，各地共同的和某一地区特有的因素都在考虑之列。第三，我们也必须考虑水的性质，因为水的味道和重量是不同的，因此水的性质也有很大的差别。第四，当一个人进入一个陌生的城邦，他应该考察该城邦的位置以及日出情况，它处于什么样的季风中以及光线的方位，因为日出还是日落，影响是不一样的。"在观察环境与健康的基础上，希波克拉底又提出"四体液说"，即认为每个人身上都有血液、黏液、黄胆汁和黑胆汁四种体液，体液一旦失去平衡，人体就会得病。如血液少、身体缺乏营养，就会憔悴；如果吃太多的红肉或喝太多葡萄酒，血液会沸腾（血液过多），"血热"的人容易中风。健康的关键，在于保持身体适度的平衡，身体不要太热、太冷、太湿或者太干。

希波克拉底医学理论对近代西方医学观念的形成具有重要影响。自古希腊开始，人们认为过度拥挤、没有新鲜空气的城市是传染病的源头，那些住在沼泽地带或河口地区的人经常患疟疾，是由于那里的土壤及水散发有毒的气体。这种观念影响了近代西方人对疾病和环境的认知。在1665—1666年伦敦大瘟疫期间，近代早期日记作家拉尔夫·乔斯林记录下了伦敦每周的死亡人数，并发表了对瘟疫病因的看法：密闭空间里如住家、地下室、啤酒馆、法庭等缺乏空气流动的地方，是"瘟疫的暴发点"，是"集中接触传染的有害之地"，这些地方"空气多被腐化和感染"，是"瘟疫和热病徘徊的角落"。因此，新鲜的空气和优良的水源对"健康状况绝对必需"，成为日常生存的关键。

18 世纪末 19 世纪初，西方医学家将卫生学、人类学、地质学、地理学、气候学等地球科学，整合进"环境医学"中，研究环境对人类的身体健康与道德状况的影响。这一医学发展的进程也与以英国为代表的西欧国家开展近代工业革命与海外扩张殖民势力有密切的关系。

在 19 世纪之前的农业—乡村环境中，大部分英国人所生活的村镇具有充足的新鲜空气。即便是工人，他们在自家完成生产或工作之余，常常可以同大自然接触。但大批工矿业城市在工业革命中的兴起，使得新鲜空气不足、室内空气污浊，环境污染严重成为英国一大"城市病"，与之伴随的是传染病肆虐成灾，公共卫生状况急剧恶化。生活在本土的英国人愈发关注环境，尤其是不良环境或环境突然转换对身体健康的影响。1856 年 8 月，《英国母亲日志》刊载《健康指南》一文，开篇即言："没有什么东西比健康更重要"，"要享受健康，就必须呼吸洁净的空气"。19 世纪上半期，英国患结核病的人数不断增加。著名医生詹姆斯·克拉克爵士（Sir James Clark）认为，城市狭窄、阴暗小巷里的空气和工厂、学校、托儿所以及起居室的污浊空气是引发结核病的重要因素。这一观点引起了英国与其他欧洲国家对肺部疾病和城市公共卫生的重视，1848 年，英国通过颁行《公共卫生法》，成立卫生总署（The General Board of Health），正式全面介入整个社会的公共卫生管理。这使得英国不仅是世界上最早开启工业化与城市化的国家，也是较早探索城市公共卫生管理制度的国家。

随着英国殖民的扩张，越来越多的人移居热带，面对迥异于英国本土的温带大陆性气候，湿热的环境往往令初到该地的英国人萌生各种各样的疾病。按照 19 世纪英国"环境医学"理论，疾病的发生与地理环境、气候变化息息相关，当气候骤然改变，疫病就可能发生；另一方面，居住于不同地区的人群，其体质通常已适应当地气候，如果旅行迁徙到气候不同的地方，往往因水土不服而罹患疾病。秉持此观念的、与殖民势力一同迁徙至中国华南地区、印度、非洲的医师，他们对居住地的气候环境开展细致观察和记录，并向当时的全球医学中心——伦敦，汇报当地的流行病和传染病情况，分析诸如疟疾这样具有地区性差异的传染性疾病。由于殖民地多位于亚、非地区，通过战争武力与经济掠夺攫取话语权和利益的英国殖民者将被征服者及其种族视为"低一等"民族，种族观念与其对气候环境的偏见和厌恶，使得上述医学见解到了 19 世纪末发展成一套有关环境与种族体质的学说，成为近代西方殖民主义医学的一部分。

二、"瘴气致病理论"（"瘴气学说"）

"瘴气致病理论"可以看作是希波克拉底论空气学说发展出的一

个分支，也是近代西欧"环境医学"的一个重要内容。早在古希腊时期，医生法罗就认为，沼泽地区的空气中存在有许多微小动物，它们能侵入人的鼻腔及全身而发生疾病（疟疾）。在拉丁文中，疟疾写作"malaria"，即恶空气之意。因为沼泽地区空气恶劣而容易发生疟疾。英国人对洁净空气的重视和认为污浊空气会导致疾病，和当时流行的"瘴气致病理论"（miasma theory）有密切关系。

"瘴气致病理论"所说的"瘴气"指的是沼泽、丛林、墓地、污水坑和下水道等处的有机物分解释放出的毒气，或解释为腐败的动植物、秽物与恶臭之物所散发出的毒素或酵素。单词"Miasma"在翻译为中文时，借用了传统中医理论中的"瘴气"一词来指称，或因二者含义有类似之处。中医"瘴气"指的是山川林地郁蒸之致病邪气。关于瘴气致病，古代文献多有记载。隋代巢元方《诸病源候论·山瘴疟候》写道："此病生于岭南，带山瘴之气。其状，发寒热，休作有时，皆由山溪源岭瘴湿毒气故也"。明代郑全望《瘴疟指南》云："山深雨淫，积岚为瘴。"岭南向来被认为是"瘴疬之乡"，清人张渠《粤东闻见录》描述了岭南瘴气："粤东溪行，每昧爽日未出时，有一种霜雾如汤甑、蒸笼之气迷漫水面，咫尺不辨人物。至日高数竿，方始消散。山行，则丛林密箐。当暑雨骤过，烈日熏灼，湿热之气氤氲上腾。昔人论粤中瘴气：非烟非雾，蓬蓬勃勃；多起于水间，与山岚相合；草莱渗气所郁结，恒如宿火不散，溽熏中人。以今所见，其雾气正相符。故水路忌早起，陆路忌午行。"但中医的"瘴气"仅导致瘴疬和寻常瘴等疾病的发生，西医的"Miasma"却被认为是各种传染性疾病的共同病因。

19 世纪中期前，"瘴气致病理论"风靡西欧医学界。英国医师麦奇逊认为伤寒由暗渠里冒出的毒气引起；德国医师魏尔肖认为地球的两极可以产生一种气流，在人类居住地域的空气中以及酸物中能促使这种气流形成瘴气，每逢饥荒，就会引起疫症；瑞士医师纳格利则认为瘴气是一种传染性芽孢，极其微小，所以能随空气飘动，易于流行传播。1854 年，伦敦部分地区暴发霍乱，其中苏荷区 3 日内就有 127 人死亡，10 日死亡人数高达 500 余人，是当时霍乱流行最严重的区域。人们普遍认为夜间从土壤散发出来的污浊空气（"瘴气"）是导致霍乱的病因。这种"瘴气"（或称毒素、酵素）一旦被吸入或者接触会引发血液的败坏，进而人体也会成为瘴气产生的场所，人体呼出的气体携带了"有机毒物"（organic poison），从而滋生、传染疾病。如果不断呼吸含有瘴气的污浊空气，便会导致肺痨、气管炎、发热、贫血、头疼、消极抑郁甚至死亡。1854 年，著名内科医师约翰·斯诺（John Snow）提出病因新解，认为病人的排泄物或被排泄物污染过的水才是致病原因，却苦于当时细菌学说尚未兴起，其缺乏足够的证据支撑的观点未能得到大众的认可。

"瘴气致病理论"的流行也影响了在殖民地与海外的英国医师对当地风土病、流行病病因的认知，他们偏好整体论的环境医学研究取向。由于海外殖民地多位于热带、亚热带地区，有别于欧洲温带大陆性气候，欧洲人在热带气候地区的高患病率和高死亡率被归咎于这种炎热的气候削弱了他们的体质，从而更加强调热带气候的严酷。虽然中国大多数领土不属于热带，但在西欧殖民者眼中，中国与东南亚、南亚国家的气候相差并不大，更遑论本就属于亚热带、热带的广东省和其他中国南部省份。在"瘴气致病理论"框架下，热带地区流行度最高的疾病——疟疾是由于热带地区潮湿的腐殖土或冲积土在强烈太阳暴晒下散发出来的有害气体所导致的疾病，这一理论也被称为"疟疾致病说（malarial theory of disease）"。"瘴气致病理论"还衍生出 19 世纪法国的风土适应学说（acclimatization）和热带卫生学（又称热带医学），前者研究生物由原来生活环境迁移到不同气候地区是否能适应生存于新的气候条件，探讨欧洲人殖民其他地区的可能性；后者不仅研究疟疾、间歇热等流行、分布于热带或亚热带地区的疾病的病因、诊断、治疗、预防，还包括天花、伤寒、痢疾等其他区域也可见的疾病。由于这些疾病对欧洲移民造成了大量伤亡，因此，热带卫生学的疾病预防计划含有强烈的种族与道德意涵，不只要改善个人的健康，还要防止道德堕落与种族恶质化。早期的热带卫生学不可避免地带有殖民医学、种族歧视的色彩。

第二节　海关医员记录的广东气候环境

一、海关医员对口岸气候的观察与记录

1870 年，海关总税务司长赫德要求海关医官利用在中国海关的有利位置，"取得居住在中国的外国人与当地人的疾病信息"，统计疾病的发生与季节、气候、环境变化的关系，掌握传染病疫

情。赫德认为，"中国幅员广大，各地气候、环境变异甚大，除了有不少特殊疾病之外，同样疾病在不同地方也会有其特异性，因此这份期刊（注：《海关医报》）的出版将可提供中国与英国本土医学界许多有用信息，甚至在更大方面有所助益"。环境医学理论、瘴气致病理论的影响和主导作用，体现在海关医员笔下的记录中，就是对口岸地区气候的详细记录及阐述其与疾病发生发展之间的微妙关联。

黄宽是首任粤海关医员，也是《海关医报》记载中最早的报告广东口岸地区医学情况者。黄宽，字绰卿，广东香山（今珠海香洲）人，是中国第一批出国留学生之一，也是第一位留英学习西医并获得医学博士学位者。学成归国后，黄宽又成为最早任海关医务处医官的中国医生。虽然是中国人，但黄宽赴洋留学的经历使其对西方医学较中国医学更为熟稔，几乎全盘接受了当时西方的环境医学理论，在海关任职期间，其亦按照赫德的要求，对所在海关的气候、水文进行了详细记录。如黄宽记录了 1873 年广州及周边地区的降水情况：

"这个夏天有十分可怕的暴风雨，连续几年都如此。5 月 13 日下午，有持续 2—3 小时的雷暴闪电，降水量非常大。3 处外国人居所被雷击中，但损失不大。有两周风雨雷暴都十分频繁。暴风雨不仅限于广州，还波及香港、澳门、佛山、肇庆等地。……今夏雨水量十分多，从 4—9 月，降水量非常大且持续时间长，对水稻有破坏性，洪水时发，如新会、开平等地势较低的地方。"

黄宽认为，长时间降水使温度保持凉爽，是中国人和居住在这里的外国人比较健康的重要原因。据他观察——

> "在整个雨季，得病的人很少，然而一旦下雨停止，温度上升，就会出现非常多发热病例。……如果热度持续或加重，发热病例就会更多，不可计数。腹泻和痢疾也因热度增加。……当天气变得很热后，又出现了很多发热和腹泻的病例。9月依然很热，尤其是上旬，本地人中又出现大量发热患者。这个换季的时候，天气不太健康，出现了很多喉咙痛、咳嗽、支气管炎患者，这些病开始流行。一些土著老人认为九月是一年中最糟糕的月份。"

英国温带大陆性的气候使在亚、非殖民地的英国人格外重视降水量、温度是否适宜。"环境医学"理论认为，原先居住在温带的英国人前往"热带"地区生活，必须经过一段时间适应当地气候风土，同时要小心注意自己的生活方式与卫生习惯，避免饮食过度、沉溺酒色，更不可在大热天做耗费体力的工作或让自己的头部与身体曝露在热带骄阳下，进而发展出一套"热带"卫生学①，指导欧洲居民在热带地区如何注意衣着、食物、住所与生活方式，以因应气候变化，进而保持个人健康。此外，他们更透过医疗地理学的调查研

---

① 这里的"热带"并非今地理概念中处于南、北回归线之内的地带，而是气象（me-teorological）意义上的，指有"持续高温"的地区，如中国华南地区、印度、非洲等地。参考资料：万巴德《热带疾病》序言。

究，寻找热带地区适合欧洲人居住的环境。① 这应该就是黄宽等海关医员强调降水、降温对在广州等地居住的重要性的主要原因。而在黄宽之后，海关医员对口岸地区的气温、降水变化的记载更为细致，甚至绘制表格、描绘地形图等。

此外，一些疾病的发生、发展也被认为与气候、水文的变化关系密切。如肺结核从 14 世纪开始出现在欧洲，并于 17 世纪发展至巅峰；18 世纪时，一些欧洲人以得肺结核为时尚，甚至主动感染肺结核。在当时的很多文学作品中，肺结核病被想象成一种爱情病，肺结核病人往往被描写成浪漫、温情、执着、优雅、多愁、善感、具有艺术修养，而这也从一个侧面反映出肺结核在欧洲的大流行。19 世纪以来，欧洲肺结核流行率略有下降，但人们对这种"白色瘟疫"造成的伤害仍心存畏惧。因此，关注、记录和分析殖民地的肺结核发病情况和影响因素也成了海关医员的工作职责，以向伦敦提供相应的医学情报，并寻找适合肺结核病人康复（疗养）的居处环境。

黄宽观察认为，广州的炎热气候使之无法成为适合肺结核病人居住的好地方。他提出"过去认为炎热的气候有利于消耗病的观点是建立在错误的基础之上，热带的炎热气候会使消耗性疾病患者虚弱"的观点。他还提出，"（广州）漫长的夏季以及过多的雨水天气

---

① 关于热带卫生学与气候体质学说，参见 Warwick Anderson, *Climates of Opinion：Acclimatization in Nineteenth-Century Irance and England* [J]. *Victorian Studies*, 1992, 35：135-157；Iiarrison, Public Healtb in Brisb India, pp. 36-59；idem, Climutes and Constinutions：Ilealb, Race, Hmvirnment and Britisb Imperialism in Indin, 1600 - 1850 (New Delhi：Oxford University Press, 1999).

使病人无法在他想户外锻炼的时候锻炼，也不能拥有户外生活。一些欧洲来的肺结核患者在这里并没有得到这里气候的好处，我知道几例初来时很健康强壮，但是在来这里几年之内，就发展成了肺结核"。黄宽指出，"无尽的热，夏秋间强烈的热力，或者印度及其他热带国家的气候，是最有害的"。并给出了适合肺结核患者的居处建议："（他们）需要的是凉爽的气候，温差变化小，最好是白天55～60华氏摄氏度，晚上45～55华氏摄氏度。空气应该干燥，微微湿润，少雨，干净明亮的太阳。在这样的环境和气候条件下可以每天在户外锻炼身体，对消耗性疾病患者是有益的。"黄宽对他的这个观点深信不疑，以致有本地人向他提出居住在北方更容易得肺结核时，他只是认为这个情况反映出"迁徙到不同气候的地区容易得病"——这恰好与当时环境医学理论相契合。

二、海关医员对饮食与环境的观察与记录

一方水土养一方人，地域性患病偏好与一啄一饮有着密切关系。广东饮食结构与西欧饮食结构存在较大差异，因此，在地饮食习惯也成为海关医员关注的一个重点。黄宽试图通过考察本地种植作物与排水情况判断环境是否影响麻风病的发生，但是发现珠三角地区广泛种植三季稻，覆盖了几乎所有可被使用的土地——平原和山谷，因此难以判断水稻种植与麻风流行有关。不过他认为，"尽管土地有排水，但稻田整年多多少少还在水下，有利于麻风的产生。在广西，尽管水稻种植也很多，但稻田不像这里在水下这么多，因此麻风流

行也少得多"。

据黄宽观察，广东人的寻常饮食——主食为大米，一点调味品，一点新鲜或腌制的鱼肉，一些蔬菜，蔬菜通常是新鲜的，有时是腌制的。他们经常会增加些肉类，通常是猪肉，有时是鸭肉和家禽的肉，很少时候会有牛肉，这是普通人的饮食。在较富裕的阶层中，米饭更少，肉类更多。这里的穷人用红薯和芋头代替米饭。日常饮食中花生油最常用，其次是猪油。腐败的肉和鱼是没人吃的。由于广东人不以土豆为主食，因此黄宽没机会观察到大宗土豆消费的情况，"他们吃的量很少，也不是食物的主要来源"。但是广东人对于新鲜蔬菜的追求却表现得十分突出，"对于新鲜蔬菜，他们很早就开始大量食用了"。尽管渔业资源丰富，但即便是富裕人家也没有"大量消费鱼类作为主食"，穷人更少，因为他们负担不起。

为研究广东人食用大米与麻风病之间的关系，黄宽对作为主食的大米作了进一步的考察——"土壤的耕作程度如何？所使用的大米是来自本区还是进口的？如果是进口，质量是不好的吗？麻风病地区使用的大米中有多少是种植在未开垦的农田中？"他发现，广东地区人们食用的大米一般质量较好，进口来的大米有一小部分会被海水泡坏，穷人可以勉强食用，不适合吃的被用来喂猪，或用作其他用途。日常消费的一半大米由广东省本土生产，剩下的由广西、暹罗、安南和日本进口。在整个广东省，尤其在广州这个城市周边地区，土地种植率极高，人们耕耘土地十分勤奋，每年使用大量肥料。如果不是这样，不可能生产出大量粮食。但没有证据指明食用大米与麻风发病之间有关。

　　黄宽进一步考察饮食结构—身体素质与麻风发病之间的关系。西方医学认为营养不良是导致疾病的一个重要原因。但是广州及其周边地区的人民比中国其他地区人民生活得更好。这里有更多的金钱财富，人们吃得更好，穿得更好，并且比其他省份的居民住得更好，结果却比其他地区有更多的麻风病患者，而且患病者不是那些吃不饱或者饮食不同于他们生活社区其他居民的人。据此，黄宽认为，"几乎在所有疾病从头产生的情况下，被感染个体的生活方式和食物与其他人没有任何区别"，既然没有内在的细微区别，那么与西欧饮食结构不同可能是导致麻风在广东盛行的原因——"普罗大众尤其是这个地方的人们的卫生条件和饮食需要极大改进，正如欧洲人住在温暖的气候中可免除疾病，人们大量食用动物性食品可能会对人体系统产生更好的影响，从而使他们不那么容易受到疾病的影响"。

　　除饮食之外，黄宽以其"环境医学"的知识背景，敏锐地观察到广州及周边地区的本土居民对居处环境与疾病发生之间的关系，与西欧流行的医疗观相似——"这里的中国人一致认为，潮湿和低洼的地方，暴露在潮湿和露水中，特别是在山和森林的峡谷处，靠近大海，这种环境是麻风这种疾病自然产生的原因。这种观点也可以在他们的书里找到，或是从有文化的麻风病人和麻风专科医生的回答中得到。在广东流行麻风这种疾病的相关地方，人们都持有这种理论，那就是这种疾病在潮湿并富有水源的沿海地区最为流行。在中国，很明显，至少湿热是最主要的因素。"当时，广东民间还流传一种说法，"感染了麻风的病人经常会得疟疾，并且他们整体健康都受到很大影响"。对此，黄宽进一步阐发了他对于麻风与疟疾两种疾病是否相关的看法。他以疟疾在美洲的传播为例，认为美洲许多地方沼泽密布，疟疾丛生，但并没有导致麻风病的流行。尽管疟疾发病也与湿热环境和"瘴气"相关，"仅是疟疾并不能产生这种疾病"，"即使在麻风地区，这两种毒素互相之间也没有关系"。同时，他也发现虽然上海的疟疾和广州一样普遍，但麻风远不如广州流行。结合自身看诊的病例，黄宽认为，即便是因为疟疾恶病质、脾肿大或其他遭受疟疾之苦来寻求医疗帮助的病人，也没有一例患上麻风；另一方面，也未见麻风病人屡遭疟疾热之苦，"确实在有些病例中，他们有过发热，但是通常是某些疾病发生的初症状——不是疟疾，而是斑疹伤寒或是其他，一年之中有5—6次，或者2—3次，或者一次都没有"。但是，黄宽认为，患者的健康状况是影响发病的重要因素。虚弱者，更容易患麻风。一旦病人先患疟疾，则身体将变得虚弱，虚弱的身体易患麻风病。所以，这两种疾病的发病看似相关，实际上人们忽略了"虚弱"才是其中的关键。

第三节　海关医员眼中的广东医疗习俗

除考察气候环境与流行疫病外，赫德还要求海关医员关注中国人的医疗习惯与风俗，以便为西医西药进入中国市场提供必要的情报。

一、广东人的医疗观

黄宽观察到中国人对外感发热的认知和用药习惯，不像西方人那样使用降温药，而是普遍应用发汗剂、利尿剂，有时还用通便剂。这三种方法并非同时采用，而是根据病人不同情况进行选择使用。作为接受西方医学理论的中国人而言，黄宽对部分患者"降体温却不用发汗的方法"感到费解。而更加令他难以理解的是中国人感冒发热时需要"忌口"。他描述道："发热病人的饮食必须不含肥甘厚味，最常见的两味食物是山药和叫作"tung-kwn"的南瓜（squash），哪怕大米也不能吃，牛肉、鸡肉也不可以。尤其鸡肉被认为对发热的病人非常致命。"黄宽不仅不理解这种做法，也不赞同中国人的"忌口"："（不食鸡肉、牛肉）结果就是病人没有一点力气去对抗发热，病程绵延，即使康复期巩固了，恢复也极为困难。"

黄宽还观察到广东人（中国人）擅长使用食疗，他以较大篇幅向伦敦医学中心描述了中国人日常用来治疗消化系统疾病的几种动物药：

"中国人认为肉、血、心、肝、脑、头、内脏、鸡冠、脂肪、羽毛、贝壳、蛋、鸡屎和鸡窝里的草都有治疗作用……（鸡肫）晾干后，从它曲折的形状来看，它像一个贝壳；颜色是浅橄榄黄色，非常脆。它经常被烤得几乎是黑色的，而且大多数情况下都是这样使用的……鸡肫被中国人用于治疗小儿肠胃病。但在泌尿系统紊乱的患者中，尤其以'尿多'为症状的疾病，鸡肫可以治疗腹部肿大、便秘、尿失禁，并对遗精有疗效。”

这里所说的“鸡肫”即取材于鸡胗的中药“鸡内金”。之所以关注到这点，是由于黄宽认为这或许有助于研究“西方人对家禽胗的知识是否来自中国，或者它是否有一个独立的起源”。与鸡胗类似的动物药，黄宽发现，还有牛肚、猪肚、羊肚：

“从张仲景时代开始，牛肚就用来治疗很多疾病，在服用牛肚时，病人必须避免吃狗的肉和血。……猪肚在4世纪开始使用，主要用于消化不良和类似的疾病，也被用作驱虫药。……羊肚最初是在一部作品中被命名为一种补药和胃药。”

从这些文字可以看出，广东海关医员对中国人“忌口”与“食疗”的观察和记载大多带有一种“好奇”甚或“猎奇”的眼光，多数情况下只关注到现象表面，却极少尝试接触和理解中医传承千年的“药食同源”理念和中医药理论建构的“性味”与“功效”究竟是何含义。黄宽虽为一名中国人，却无法理解自己生长的这片土地的传统医学、文化，与同为黄皮肤、黑眼睛的“乡亲”之间似乎隔着一层看不见的薄膜，他的“不解”也反映出中、西医这两种医学理论体系之间存在着巨大差异。

海关医员也十分关注本地人对西医西药的态度，这关涉西医西药能否在中国打开市场。如黄宽给赫德的报告中汇报广东人对中药十分信赖，影响了西药在中国的使用和推广，并提出改变策略，分析西药在中国市场的发展前景，为西药进入中国提供情报。他说：

"为了给中国人展示西药的超级有效，我们必须能快速、果断地影响治疗，尤其在他们失败的病例中……他们到时候会看到西药的优势。"彼时西药治疗疟疾等发热性疾病最有效的当属奎宁，这也是黄宽希望能够在中国市场大举推广的一种西药。"有两种情况会阻止它（奎宁）对中国人显示优势，第一，在很多发热病例中，奎宁没有使用的机会；第二，中国人使用自己的医药可以得到相当大程度的治愈。我曾经听说过，中国人普遍能用他们的药物治愈间歇热，所以在他们眼中奎宁没有多大优势。"从黄宽的记录中不难看出，中医对外感热病的治疗具有绝对的优势，这导致西药无法显示出"优越性"。对此，黄宽建议，如果"有技巧地"（skillfully using）在患者早期给其应用奎宁并拯救许多生命，将有助于奎宁治疗弛张热的优势"被看到"。同时，他也再次声明："对中国人发热的广泛观察是很有必要的，以便我们就竞争药物在治疗中的价值得出准确的结论。"

作为中国土生土长的传统医学，中医药在民间具有强大的生命力和群众基础。面临外来的西医西药，大部分中国人并不信任。如戈梅斯·达·席尔瓦（Gomes Da Silva）担任拱北海关医员时，适逢鼠疫蔓延至拱北、澳门一带，他试图在拱北的中国医院开展血清注射治疗，但不被允许和信任，因为"当地人不愿意接受欧洲医学"。于是，他希望通过实验使"华人医院的负责人相信，如果他们的医生学会自己应用新的疗法，那将取得很好的疗效"。在经历多次反对之后，席尔瓦设法在这所医院的外围建造了一个营房，并取得了允许实验的权利。但实验即将开始前，他收到法国驻澳门副领事巴斯托先生的一封信，信中是耶尔森博士要求不要使用已有血清，原因是这种血清是几个月前在芽庄准备的，可能已经过期。耶尔森答应在几天内寄去在巴黎准备的新鲜血清。但由于种种原因，席尔瓦并未顺利拿到血清，实验被迫推迟。此外，潮海关医员韩尔礼（Henry Layng）记录的一件事也可反映当时中国人对西医的态度。鼠疫流行期间，韩尔礼观察到一位刚流过产的妇女得了鼠疫，她"发高烧，持续呕吐，左颈部有一个大肿块"，一直由一位本地医生照护，这位本地医生把胎盘留在了这个女人的子宫里，她的丈夫试图说服她接受外国医生的治疗，但女人没有同意。夏普·迪恩也在《北海卫生报告（截至 1900 年 3 月 31 日的半年）》中提及："他们（指中国人）仍然坚持他们的旧观点，……他们仍旧愿意把钱花在被证明是失败的治疗方法上。"

只有少数与西医交往密切的中国人愿意将生病的家人或亲朋交给西医看病。在《1897 年关于汕头健康的报告》中，潮海关医员斯库特（Scott）写道："我很高兴地注意到，最近在汕头附近的中国人越来越希望得到外国的医疗建议，而且在过去一段时间里，住在我附近的村民曾多次来我这里寻求帮助，治疗他们的小病，在许多婴儿发烧、腹泻和其他病症开始时，将他们的孩子带到我这里征求意见。"接诊较多的疾病是眼疾和由于艾灸导致恶性或半恶性的肿瘤病人。他同时也提道，以往多数时候中国人往往将西医作为最后万不得已的一个医疗选择。"我很高兴看到这里的人在患病初期就寻求外国的建议。我鼓励我周围的人尽可能多地拜访我们。"

二、民间医疗风俗

医疗风俗往往是具有强烈的民族与地域特色的疾病观的反映，包括疗法、用药、卫生习惯等。

（一）土方与划龙舟

鼠疫流行时，粤海关医员亚历山大·礼呢和琼海关医员康兴丽都注意到本地居民对抗鼠疫的"土方土法"。礼呢写道："一开始，人们并没有多少经验（对付鼠疫），采用的是通常的退烧疗法。但后来人们开始采用一种秘方，这种秘方是内服与外用联合使用的：檀香、槟榔、野菊花、蒲公英、菜蛾、大黄、肉豆蔻、甘草（煎服）和野菊花捣烂擦身。但效果不佳，死亡人数一直攀升。随后，人们又从药物治疗转向迷信方法，因为常规的治疗方法无能为力。为了消除鼠疫的影响，民间组织游行队伍日夜在街上游行，伴随着巨大的噪音和爆竹声，但也同样不成功。终于有人提出一个'令人充满希望的建议'——开始新的一年。于是，官府发布公告，命令所有人像庆祝新年一样庆祝四月初一。这一天处处充满了吵闹的游行活动。这个做法背后的逻辑是：一年中的头几个月充满了如此多的痛苦，通过这种手段，痛苦将被抛在脑后，剩下的几个月将是幸福的。庆祝活动甚至征用了据说拥有驱除邪恶能力的龙舟。这些龙舟往往在端午节过后就被遗忘在河床中，直到下一个一年一度的庆祝活动临近才再次被拿来使用。但这一次，它们比平时更早地被使用，人们在沿着毗邻城市的小溪中奋力划桨……"

(二) 驱鬼

黎人族群主体上是古代百越人的后裔，继承了古越人的信仰，又在长期的社会生产生活实践中逐渐培育起自己的信仰，地域特色浓郁，与汉人的习俗信仰有较大差别。黎族人的信仰长期停留在原始自然崇拜、祖先崇拜、图腾崇拜的泛神灵崇拜阶段，信仰万物有灵，认为自然界中的动植物、风雨雷电等均有灵魂，祖先死后也有灵魂，并把所有神灵都称为"鬼"。或许由于海南岛地处热带地区多雷多雨，黎人对雷公的信仰最为广泛，进而发展出喜祀雷神的信仰与习俗。黎族人认为，雷公能使人变成哑巴或患疟疾，能使人面黄肌瘦，或者使庄稼遭受虫害。若遇雷公作祟，就要杀猪宰牛讨好他，或者用雷公藤将病人或房屋围起来，将雷公"捉走"。类似的还有"水鬼"，也会导致人生病，寒热往来，发热不退。他们认为任何疾病都是由各种"鬼"导致的，产褥热的感染是由于"生产鬼"（birth devil）；反复性溃疡是由死去的乞丐的鬼魂造成的，被称为"乞丐鬼"（beggar devils）。因此，黎人若是患病，就延巫杀牲祭鬼，以祈早愈。清人屈大均在《广东新语》中曾详细描述了黎人卜问鬼神、咒鬼祭鬼的风俗与具体方法，"黎善咒鬼，能作祟。……觅酒脯与之，祭于地，喃喃其词"。

正因如此，鼠疫蔓延至海南后，黎人也将鼠疫称为"魔鬼"（devil），进而采取一系列"驱鬼"方式以求消灾除病。在琼海关任职的康兴丽记录了当地黎族人是如何应对鼠疫的：他们"抛弃了自己的房子，到河边临时避难，而还有许多人则搬到村庄和村庄的庙宇。焚烧大量的金银纸和香。一队一队的人拿着火枪前往不同的地区和寺庙，向'鬼'扫射以驱赶其后退，并用手鼓把他们赶到深水区"。这些行为在康兴丽看来是"徒劳而迂腐"的，"人们无法被说服去抛弃他们陈旧的打鼓、放鞭炮和愚蠢的行为，用新鲜的空气、阳光、开水、石炭酸和新鲜的石灰来赶走细菌恶魔。在现在瘟疫流行的时候，药房里卖了七瓶药水，而且仅是被和外国人在一起的中国人买走了。许多人把预防用的樟脑小球放在鼻子底下，然后高价卖给他们，甚至以此自娱自乐。还有一些人在床下撒了未风化的石灰。许多病人被抬到空地上，草草搭起一顶粗糙的茅草盖在他们身上，然后被留在那里等待死亡或康复"。

（三）麻风病与"过癞"

中国人对麻风病的处理方式也是海关医员所感兴趣的，在中国古代文献中，它又被称为"大风""恶风""疯疾""大麻疯""麻疯""疠疡""疠风"等。现代医学认为它由麻风杆菌引起，是一种慢性传染病，主要病变在皮肤和周围神经。临床表现为麻木性皮肤损害，神经粗大，严重者甚至肢端残废。但在细菌学说取代环境医学理论之前，无论中外，都相信罹患麻风与人的道德有亏有密切关系。因此，麻风病人往往遭受社会歧视与排斥，被赶出日常生活的社群。清人陈徽言曾在《南越游记》中记载了广州、汕头两地的麻风病院及麻风病人的生存状态："广、潮二州旧有麻疯院，聚其类而群处焉，有疯头领之。其中疯人有一世二世三世者，疯头以次为之婚配，毋使紊。三世者生子，其疯已绝，遂得出院。谚所谓：'麻疯不过三代'也。"清人屈大均《广东新语》云："广州城北旧有发疯园，岁久颓毁，有司者倘复买田筑室，尽收生疯男女以养之。使疯人首领为主卑，毋使一人阑出，则其患渐除，此仁人百世之泽也。"《岭南杂记》记载："潮州大麻疯极多，官为立麻疯院，如养济院之设也。在凤凰山上。聚麻疯者其中，给以口粮，有麻疯头治之，其名亚胡，衣冠济楚，颇能。"

1860 年左右，原本没有麻风病例的夏威夷出现多起病例，引发了美国人的恐慌和西方国家的强烈关注。中国与印度常被视为麻风病患最多的两个国家，这两处也是苦力与契约劳工（indentured labour）重要的输出国。广东、广西、四川、云南等地历来是麻风病的主要流行区域，一些古代文献对此多有记载。如清代陈徽言《南越游记·卷二·病疡染传》说："东南地气卑湿，居人每有病疡之疾，岭外呼为大麻疯。"明代医家沈之问所著《解围元薮》是已知的第一部诊治麻风病的专科著作，提出中医诊断与治疗麻风病的纲领，指出其传染性与危害性，将麻风类型归纳为"三十六风"。后世医家多崇其说，对麻风病因以湿、热立论，渐成社会共识。清人张渠在《粤东闻见录·卷上·疯人》中说："大麻疯虽湿热所生，亦传染而然。"《粤东闻见录》将麻风病分为干、湿两种，二者症状截然不同："有干湿二种，湿者通身溃烂，臭气逼人；干者初起，人不及知，妇女则倍加红润光采。"

或许正是由于一类麻风病人疾病初起病理征象不显，反而面色"红润光采"，两广等地民间出现一种习俗，名为"过癞"，又叫"卖疯（风）"。不少清代岭南的笔记文集中都有对这种习俗的描述。如《南越游记》记载："疯女则颜色转形华润，外无所见，往往华容靓饰，私出诱人野合。"《广东新语》记载："是中疯疾者十而五六，其疯初发，未出颜面，以烛照之，皮内赭红如茜，是则卖疯者矣。凡男疯不能卖于女，女疯则可卖于男。一卖而疯虫即去，女复无疾。自阳春至海康六七百里，板桥茅店之间，数钱妖冶，皆可怖畏，俗所谓过癞者也。"描述了当时民间"过癞"的场景。《岭南杂记》亦有述："疯女饮此水，面目倍加红润光彩，设有登徒犯之，次日其女宿病已去，翩然出院。而登徒侵染其毒，即代其疯。不数日，眉须脱落，手足麻痹，肢节溃烂而死矣。"

梁其姿的《麻风隔离与近代中国》研究发现，19 世纪后期至20 世纪中期，中国人被认为是通过移民将麻风传播至全世界的危险种族。在华的英国医生认为中国南方麻风病流行，是因为人们生活在低洼潮湿、瘴气横行的区域，吃的是不营养、不新鲜，甚至腐败的食物。麻风病多发于肮脏的穷人，污秽的生活习惯进一步造成疾病的恶化。因此，在广东海关工作的海关医员对各口岸地区麻风病的流行也格外关注。

黄宽记载了其在广州观察的几例麻风病人的发病、预后情况以及"过癞"习俗。根据黄宽的调查，广东人认为麻风通过以下几种途径向他人或后代传播：1. 通过婚姻（性行为）；2. 通过遗传；3.（祖先坟墓）风水不好；4. 共同居住。此处的共同居住指由于与麻风病人生活在一起，接触了麻风患者溃疡的脏东西和渗出物，即使不发生性关系也会感染。由于这种观念的存在，中国人（尤其是生活在广东地区者）普遍相信如果只是轻微的麻风病，可以通过某种办法自己"除掉这种毒"。而男女性交是广东地区麻风病传播的一个主要途径，其中女性是麻风病传播的关键。

世俗观念认为，女性患者在发病初期病症不显时候，通过伪装自己出去做暗娼，与健康的男子性交后，将麻风病"转移"到男子身上，而使自己幸免于病痛。这就是"过癞"，黄宽称之为"selling off leprosy"。"因此女性出现一种十分普遍且有害的实践，即发现自己被感染了，就会伪装自己出去做暗娼（秘密卖淫）……这个女人会很少被发现。然而当我们发现一个单独在黄昏或夜幕或破晓前的女性，把她们自己置身于诱惑的环境中，（很大可能）就是这种情况。我听过很多麻风病例与这种起源有关，很多人告诉我他们自己朋友或亲戚中发生的病例，都是在他们和有上述特点的女性同居后2—4月内暴发的。"但黄宽并不认为这种"过癞"的办法管用。他认为这种情况发生的根本原因是麻风病人被视作疾病的源头而饱受社会歧视，因此需要通过伪装，在疾病的早期想尽办法摆脱；同时，也说明中国人认为麻风病是不可被治愈的，只能被"过"（即传染）给他人。

值得一提的是，19世纪60年代，英国医师也认为麻风不单是通过接触而传染的病，而是一种与体质有关的遗传病。直到19世纪末细菌学说逐渐被医学界接受后，英国医师才对这一问题有了不同看法，认为麻风不是遗传性疾病，而是传染性疾病。

（四）肺结核的防治

黄宽观察到广州肺结核发病具有以下几个特征：①通常感染肺结核的并不是劳动者、穷苦人，而是富裕家庭的人；②肺结核在城市里更加普遍，而非在农村，它不属于劳动阶层的疾病；③肺结核在女性中比在男性中普遍，在商人中比在农民中普遍，在水手中比在船家中普遍。对于肺结核为何在富裕的上层阶级中更为普遍，黄宽认为，一是由于富裕家庭生活懒惰散漫，更倾向于消费而非自力更生，由于缺乏肌肉锻炼导致身体机能退化，而农民日常消费很少，"他们住得差，吃得差，必须劳动，生活在户外"；二是由于富人男子热衷于蓄妾，"通常是非常年轻的、白皙娇嫩的女人"，"这必然会导致他们的后代体质虚弱和甲状腺肿大"。中国与欧洲类似，肺结核都是贵族的常见病，但广州肺结核流行的普遍性不如当时的欧洲。黄宽也曾试图统计广州肺结核病人的数量，但以失败告终——"没有任何方法能够准确地确定这种疾病在当地人口中流行的程度，传教士药房的统计数据对我们毫无帮助，因为中国人总是偏爱他们自己的内科药物，只有一小部分病例会找外国医生诊断。"

除此之外，《海关医报》中还记载了广东地区其他医疗民俗。如黄宽记载了广州人使用"出痧"治疗发热疾病①："通过针刺减轻上腹部的压迫。用类似槟榔叶（betel leaf）的东西摩擦前胸，使斑点可见；再用针尖刺入应该出现斑点的地方，然后用一点点刺破和抓挠皮肤的方法，把皮肤的纤维拉起来、割开。在全身多处施行（这种办法），一般如前胸，但有时也在头部。它被认为可以消除人体系统中的有毒物质，对病人很有好处。"

晚清以降中西方医学与文化在广东口岸地区交汇，使得这一时期的医疗生活场景出现"愚昧"与"进步"交织并存的情况。"愚昧"之处如康兴丽曾和其他在海口工作的传教医生一道向饱受疟疾

---

① 由于发热病人普遍使用"出痧"法治疗，因此这类发热疾病也被称为"出痧"，即指出了痧才能病愈。

的中国人普及蚊帐的使用，但很快他发现"我们很乐意用蚊帐为我们的疟疾患者筛检，但我们不能说服他们把窗帘盖好，这样不仅不能防止蚊子叮咬他们，然后再叮咬其他人，而且由于中国人根深蒂固的习惯，蚊帐很快就成了一个非常肮脏的装饰品"。"与欧洲人相比，中国病人更倾向于将自己视为残疾人，而且他们太愿意躺在病房的病床上。由于这个原因，（我们）在院子里竖起秋千，再加上六对高跷和一根巨大的跨步杆，它们起到了使他们摆脱懒惰的作用。那些没有帮助就不能行走的人会得到拐杖，我们鼓励他们使用拐杖。""进步"之处如19世纪晚期，广东口岸地区的居民已普遍接受牛痘接种，并主动筹集资金建立疫苗机构，推广这种方法至城乡各处。海关医员也积极参加到本地居民的天花疫苗接种事业中，亲自编写相关科普手册，在广州以中文出版，进一步宣传牛痘接种的方法、好处和必要性；他们也对广州人自觉、普遍接种的做法表示极高的赞赏。

第四节　海关医员对口岸公共卫生的改造

一、广东口岸的卫生状况

在"环境医学"的影响下，工作于广东港埠的海关医员普遍在此视角下审视他们居处的陌生的、炎热的中国南方。大多数海关医员都认为中国人居住的区域极度肮脏，拥挤狭窄的空间容易导致疾病滋生，漂浮于空气中不可见的微粒是热病等传染病的主要来源。

海关医员们的这一观点并非毫无道理。事实上，因城市经济繁荣发展而带来的卫生问题早已引起中国士大夫的关注。宋代欧阳守道《巽斋文集·卷四》就提出沟渠不通是导致疾病的重要原因，"盖今沟渠不通，致病一源也。自乙未、丙申间，三山林候守郡，最留意于此，疏通浚导之后，民无疫者数年……沟渠不通，处处秽恶，家家湿润，人之血气触此，则壅气不行，病于是乎生。今通逵广路，尤无洁净之所，而偏街曲巷，使人掩鼻疾趋，如此安得不病？此州之地，本自卑湿，唯以此故，虽爽垲亦为汙下，即此乃病气也……今若及此方春，命厢所告示居民，屏治荡涤，有砖石遮蔽者，亦令暂施工，鱼邻相次，同力为之，各自负挈，置之城外空旷之所，使积水流通，则郁积盘结之恶气亦散矣"。但这一观点并未在基层民众中普及，治理地方的政府官员对城市卫生的维护意识也没有随着城市发展的进程而提升。此处以广州作为晚清广东城市的典型对这一问题试作论述。

作为岭南地区典型的水城，广州城内及周边水系发达，水网密布。"城中居民之食水多系由井取汲"，或取诸江水，或河涌，"间有吸食海水者"。不过，时至晚清，由于城市的极力扩张，人口的高度密集，卫生观念的缺失，城市生产的大量废物废水、垃圾秽物毫无节制地排放于河渠濠涌之中，水源污染非常严重，"试观各处之井，多属不深，而附近无非沟渠、沁井、小便所等环绕。至清倒粪溺、洗桶之水随街倾倒，似此污秽之水，流入于内，不洁可知。至于吸食海水，不洁更甚。盖所有死尸、死畜各物均投入海中，即大小便等事，亦在海面，是则海水之中无物不有秽"。

与此同时，排水系统也时常出问题。广州传统的排水系统主要为六脉渠和护城濠。六脉渠是一种砖石砌筑的暗渠，贯穿城内，渠通于濠，濠达于江海，却经常由于民居跨占而渠身阻塞。据清人陈璞记载，"至我朝乾隆间，六脉仅存其五。嘉庆时，再勘修治，五脉亦不尽合，乃析而为十。盖居民稠聚日盛，居迩渠道者，或填塞侵踞，或淤积弗除，日断月徒，而原渠遂不可复。咸丰丁巳，省垣被兵，墙屋毁塌者半。城之东北，瓦砾山积，下流更为遏绝。春夏两集，淳潴浃旬，行者没髁，居者病腿，民之苦此又十余年"①。官府于是重修六脉渠，施工半载，召役万人，方重新浚通。然而仅过二十余年，六脉渠又再次壅塞，"渠之为庐室所跨压者，日就湮灭，淫雨时至，积水载途，行者苦之"，甚至导致疫病流行，"渠既壅塞，污浊之水旁溢于井，居民汲食多致疾病，去年春夏之间，邪疫大作，十室而九"。光绪二十年，广东布政使觉罗成允主持修浚事宜，着定安县令、南海县令、番禺县令办理此事。

城市排水系统失灵，除因城市发展过快、人口增长迅速等客观因素之外，更重要的是彼时中国公共卫生治理意识的缺失。很长一段时间内，广州城市环境卫生实行街坊自我管理的方式。街道的清扫、垃圾的清除、粪便的运送、街渠的修建，皆由街坊自行处理和解决，政府既不扶助也不干预。由于缺乏强制力、存在利益冲突和居民卫生意识普遍淡薄，这种街坊自我管理经常处于放任状态。若

---

① 陈璞. 重浚六脉渠记（代王浦帆方伯）// 谭其骧. 清人文集地理类汇编：第 4 册 [M]. 杭州：浙江人民出版社，1987：736.

加之官府忽视或资金短缺，六脉渠等公共水渠经常处于无人管理修缮的境况。因此导致的疫病流行，在晚清屡见不鲜，时常为文人、医者诟病。如 1896 年《申报》一篇名为《百粤丛谭》的文章写道："入冬以来，雨泽过少，居民饮污浊之水，以致疠疫丛生。"清代郑观应也论及："粤东地属南交，炎蒸酷烈。每值夏秋之际，奇疴暴疫为灾，此非尽天气之时行，亦由地方不洁所致。盖城乡内外，无论通衢隘巷，类多粪草堆积，小则壅塞里闭，大则积若丘陵。污秽之物无所不有，设遇霾雨初霁，晴辉烁照，秽浊之气，氤氲上冲，燥温互攻，行人感而成疾，辗转传播，疾病之症所由来也。"他劝告广州民众清除城厢内外街道粪草秽物。但由于公共卫生的观念尚未在中国普及，收效甚微。1904 年，两广总督岑春煊在上书朝廷的奏议中明确指出："省城近年鼠疫流行，春夏之交，死亡枕藉，天灾之酷，惨不可言，虽致疫不止一端，而大端由于饮水之不洁。"

据史料统计，晚清时期，广州共有疫情 45 次，占历史时期广州疫情总数的 88.2%。尤其光绪、宣统年间（1875—1911 年），广州共有疫情 41 次，占晚清时期广州疫情总数的 91%。进入民国之后，广东卫生司在广州成立，公共卫生工作始有头绪。首任司长李树芬是香港西医大学堂毕业士、英国苏格兰京城大学医学士、热地病学间卫生学选科毕业士，他详细观察、描述了广州城内种种"不卫生"之状，如："中国人食水多系褒滚乃饮，亦称幸事。惟洗涤炊具食品，则纯用生水，其传染病亦可由是发生，病痛死亡不知凡几。其病症最要者为霍乱、肠热、痢疾等症，可见省垣所有井水、海水均不能用。""城中街道屋宇，其形式之布置甚属腐败，如街巷狭窄，屋宇过矮且无窗牖，其连濠小涌以及沟渠等等，淤塞不通，西水涨时，遍地洋溢，地下各秽物因而浮现于上，臭恶郁蒸，渐致秽毒之水又流入井内，而空气且为之混浊，所有一切沟渠沁井太平桶水氹烂埗烂缸等物无处无之，蓄水于内，日久遂生蚁虫，至于地势高下不齐，即以西关而论，卑湿实甚。""城中虫鼠等类，生长滋多，如蚊虫木虱狗虱苍蝇鼠子等等，布满地方，其繁盛之处，实骇见闻，故疠疫之症，由此传染，而疟疾由此发生。""城中居民之习惯恒多不洁，人民与畜类杂处，如一烟袋而数人同用，或一茶杯而数客同尝，或随地涕吐，凡此之类，一举一动，莫不能令传染病症之发生者。"在李树芬的主持下，近代广州开展了一系列公共卫生治理举措，如建立清洁消毒队、报告传染病、成立隔离医院等，此乃后话。

二、海关医员对公共卫生的关注与改造

来华洋人目睹中国基层社会种种不卫生状况后，极力要求自己居住的区域能和中国人住宅隔离，避免染上疾病。以广州为例，1856 年 12 月，由于原居住的"商馆区"发生火灾，英国爵士巴夏礼（Harry Parkes）要求中国政府重新划定一块土地给外国人居住。利用中国政府的赔款，英、法殖民者建造起沙面岛（时呼为"Shameen"，有时亦写作"Shamien"），并于沙面岛建立租界。粤海新关成立后，也在此处盖建海关专属办公楼、海关职员宿舍等建筑。当时沙面岛的英、法租界按投资额的大小划定行政办公和住宅范围，英国占西边 4/5 的土地，法国占东边 1/5 的土地。由英国人

按西方近代城市规划理论对整个租界进行了规划。一条 15 英尺宽的中央大道由东至西在租界的中央延伸（今沙面大街）。平行这条中央大道，南北各设一条 6 英尺宽路（今西南街、沙面北街）。垂直这些路再设几条 3 英尺小路（今沙面一、二、三、四、五街）形成主次分明的棋盘式道路网，把沙面分成规整的 12 个区 109 小块。英、法租界当局除兴建领事馆等洋楼馆舍外，还陆续兴建了电力厂、自来水厂、水塔、邮政局、电报局、医院，设立消防班、清洁队等公共设施机构，修建沿江公园、羽毛球场、游泳池、足球场、网球场、露天音乐台、影剧院等娱乐设施，使沙面租界成为可以完全独立于中国社会运行之所在。沙面岛上的建筑、娱乐设施只供洋人及少数华人买办享用，普通中国人不许涉足。在修建沙面公共设施时，他们还特别注意城市给排水和污水处理设施的设计与施工，"粪便通过马桶系统进行处理，雨水和浴室水以及来自厨房的废水通过排水管排出。这些污秽会随着潮水的涨落而被冲走，因此，只有在异常干燥的天气下，当河水水位较低时，才有可能出现任何污物堆积"，以保证有别于中国社会的、良好的公共卫生环境。

当疫病流行时，海关医员也很自然地将疾病的发生、发展与不良的公共环境卫生联系起来，并将本地居民社区与外国居民社区的情况进行比较，指出中国人在居住环境、公共卫生方面的邋遢不堪是导致疾病横行的重要原因。如 1882 年北海暴发鼠疫时，海关医员劳奥利（Lowry）认为："街道上污秽不堪……有害的气体经常被释放出来。厕所是开放的，为了方便起见，它们被设置在人们最常去的地方。……从疾病的起源说起，这跟浸渍的污秽大有关系。"1894

年春夏之际广州鼠疫流行，而居住在沙面的外国人受疫病影响较小，海关医员亚历山大·礼呢（Alexander Rennie）观察中国人居住社区的街道卫生后，说道："卫生设施不干净，污秽不堪，为瘟疫的传播提供了必要的条件。……排水沟往往堵塞，实际上成为含有发酵动植物垃圾的污水池。在较小的街道上，废物进入露天边沟……供水同样有缺陷。住在河边的人们使用河水，河水中含有大量划船人口的垃圾，当然是非常不纯净的。……（但是）居住在定居点的外国人不仅健康状况良好，而且居住在定居点的仆人中也没有发生鼠疫。"有时，海关医员也会"惊叹"于中国人对肮脏环境的强大免疫能力。潮海关医员斯库特（Scott）在 1876 年的报告中写道："令人惊讶的是，汕头人口稠密，排水又不通畅，但所有种类的感染性疾病在当地人中并不多见。"但无论是对中国人"不讲卫生"的批评，还是对中国人能够忍受肮脏体质的"惊讶"，本质上都是西方殖民医学傲慢与偏见的表现。

面对广东地区疾病流行频繁肆虐，一些海关医员对口岸的公共卫生建设提出建议，如北海关医员劳奥利（Lowry）认为："北海紧靠大海，由三条或四条平行于海岸的街道组成，还有几条交叉连接的街道，建在斜坡上，朝向大海，从东到西略微倾斜，从街道东端进入的水将向西流动，也将从南向北流入大海。如果人们能够雇佣一名水力工程师，沿着街道提供连续不断的水流，并雇佣一名清洁工来保持道路清洁，那么可能会听到较少关于鼠疫从北海传播的消息。"① 但这样的建议是否上达至中国政府，从现有材料中难以找到相关佐证。大部分海关医员所关注的始终是外国人社区对疫病的应对情况，正如学者陈顺胜所言："所有欧洲殖民地医学的优先考量都是当地欧洲人的健康，其次是其偏用的劳工，最后才是一般的当地民众。"② 此处以海关医员戈梅斯（Gomes）记录的《澳门瘟疫报告》为例加以说明——

1894 年，广州、香港相继暴发了严重鼠疫。1895 年，这场瘟疫不出意外地蔓延到了邻近的澳门。然而，鼠疫并没有像在广州和香港那般不可控制，戈梅斯（Gomes）将这归功于澳门当局采取的及时、严格的防疫举措，并批评香港当局"似乎只是不情愿地采取了激烈的措施，结果是这种疾病以地方病的形式在那里扎根"，广州"甚至没有人试图阻止这种流行病……考虑到中国南方大都市糟糕的健康状况，所有的公共卫生都是不可能的"。戈梅斯（Gomes）在报告中详细地叙述了海关医员会同澳门当局为应对疫病采取的办法，包括：①另找高地建造病人专用的小屋，以便将其与健康人群隔离开来；②注重小屋环境卫生，屋内干净整洁，通风良好，空气新鲜，有自然光线，周围有绿化植被；③安排专门的护师看守，日常消毒；④将体温高于正常者的病人集中安置于专门医院，系统接受治疗；⑤因瘟疫而死去的病人将集中埋葬在"瘟疫病人墓地"。此外，澳门的修道院在鼠疫流行期间也被要求进行日常的清洁、卫生，以保护

---

① 哲玛森. 海关医报（Medical Reports）［M］. 北京：国家图书馆出版社，2016.

② 陈顺胜. 日据前的西方医疗及其对台湾医学之影响［J］. 科技博物，2002（4）：59-86.

修女们的身体健康，防止疫病在修道院暴发与流行，如"处处保持最严格的清洁""非常注意场所卫生"。而修道院所处的地理方位和自然环境也给其避免鼠疫影响创造了条件："修道院的北侧是卡蒙斯的石窟及其花园，树木茂密，已有数百年历史。向西，我们在拱北关山脉的掩护下，在这一侧，凉风吹拂；南面是圣保罗山；在东边，帕塔内（Patane）花园充满了独特的气味。"戈梅斯认为，在诸多环境因素中，"空气流通是对抗鼠疫最可靠的武器，无论是作为预防手段还是作为治疗手段"。

　　由此可见，受"环境医学"理论影响，海关医员对广东口岸地区疫病流行的预防与整治方法主要基于保持居处空间的洁净、空气的清新流通、水源的干净等方面。在此，我们也可对这一时期中、西医应对疫病流行的举措异同做一个简单的对比。晚清温病学家王士雄在《随息居重订霍乱论·守险》中提出："人烟稠密之区，疫疠时行，以地气既热，秽气亦盛也。必湖池广而水清，井泉多而甘冽，可藉以消弭几分，否则必成燎原之势。故为民上及有心有力之人，平日即宜留意，或疏浚河道，毋使积污，或广凿井泉，毋使饮浊，直可登民寿域，不仅默消疫疠也。……当此流离播越之时，卜居最宜审慎。住房不论大小，必要开爽通气，扫除洁净，设不得已而居市廛湫隘之区，亦可以人工斡旋几分，稍留余地，以为活路，毋使略无退步，甘于霉时受湿，暑令受热，平日受秽，此人人可守之险也。食井中，每交夏令，宜入白矾、雄精之整块者，解水毒而辟蛇虺也。水缸内宜浸石菖蒲根、降香。天时潮蒸，室中宜焚大黄、茵陈之类，亦可以解秽气。或以艾搓为绳，点之亦佳。"与近代西医相同的是，关注空气、水源、居处环境的干净整洁，不同之处在于使用白矾、石菖蒲、大黄等中草药进行辟秽除疫。

　　总的来说，清朝末年此起彼伏的疫病带给人们的恐慌，使海关医员对疫病发生、发展、流行的外部因素格外关注。受当时欧洲医学思想的影响，他们普遍重视本地社区的公共卫生状况，也因此将城市公共卫生的理念引入中国。不过限于其自身的身份、立场与职权，公共卫生的理念影响的范围与深度较为有限，并未能在中国口岸地区普及。同时需要注意的是，以现代医学视角来看，海关医员对中国城市环境卫生所提出的意见固然在当时具有"先进性"，但亦不能因此而忽略、美化其殖民医学立场和隐含的种族偏见。

第三章

广东口岸地区流行病的中西医治疗

第一节 中西医疾病观之差异

任何医学首先都要解释一个问题：人为什么会生病？进而确立治则治法，这就是所谓的"疾病观"。不同的疾病观产生于不同的文化土壤，影响人们对疾病发生、发展、演变规律的认知，进而影响治疗原则与治疗方法的确立。

一、传统中医对疾病的认知与分类

商周时期刻在龟甲兽骨上的甲骨文记录了中国人现存最早的疾病认知。自 1899 年清代国子监祭酒王懿荣发现甲骨文以来，现已出土甲骨 16 万余片，其中与疾病相关的有 323 片，和医药相关的有415 辞。卜辞的年代约为盘庚迁殷至武丁时期，也就是商代早期。我国甲骨文专家胡厚宣教授曾在其论文《殷人疾病考》中考释出了一批记录疾病的文字，有：疾首、疾齿、疾舌、疾身、疾趾、尿疾、育子之疾等16种。多以"疾+某人体部位"的形式指称疾病，如上述分别指的是头病、眼病、耳病、喉病、口病、牙病、舌病、腹部病、趾病、尿病、妇产病。随着甲骨文破解和释读工作的开展，进而人们又发现一些对疾病症状的描述，如：病软（身体软弱无力）、病旋（眩晕）等。蛊、龋等病名也首次出现在甲骨文中。由此可见，殷商时期人们的疾病认知是比较朴素的，主要借助指称患病部位来简单区别各种疾病，对一些症状典型的疾病有了专门称谓。而对于疾病的病因，这一时期人们多归于天意或鬼神作祟和惩罚，治疗方法无不以卜筮求问于上天、祖先，期望赐福于下，使疾病早日痊愈。巫师在商代统治阶级中居于统治地位，也是掌握求神问卜、施药赐福的"高级知识分子"。他们为病家寻找"病源"、施法术令，或祈祷献祭，或驱逐恐吓，以求病人安宁和疾病能有良好预后。

到了西周时期，中国人对疾病的认识有了较大进步。如《周礼·天官冢宰·医师》中提到了多种外科疾病，如：肿疡、溃疡、折疡、金疡、疟疾、疥、疕疡等。其中"疡"病就有了多种区分，病名呈现多样化。《诗经》中涉及的病名和症状多达40余种，如《诗经·小雅·小弁》"心之忧矣，疢如疾首"，《诗经·大雅·板》"上帝板板，下民卒瘅"。《山海经》中记载了38种病名和症状，基本是根据疾病的特点命名的，其中固定病名有瘕、瘿、痔、疥、疽、痹、风、疟、狂、瘘、疣、蛊、疠、厥、疫疾等，还载有胕（胕肿）、腹痛、呕、聋等症状。《左传》中记述了折肱（骨折）、伤疾、瘈咬病（狂犬病）、突秃（发秃）、望视（远视）、上偻（佝偻）等疾病。《尚书》《周易》等文献中也有关于疾病的记载。与殷商时期相比，人们对疾病的认知更加深刻，这从为疾病、症状创造的文字、词汇就可见一斑。这些新的病症名多描述了疾病的主要特征或主要病因。同时，认识到病因具有客观性，这就从此前医巫的"鬼神致病说"中逐渐脱离了出来。如前文所述之《左传》和《吕氏春秋》对环境致病的观点，若与西方"环境医学"理论出现的时间相比，大约提早了两千年。《左传》中还出现了最早的病因学说"六气致病说"，将自然界气候环境的变化归纳为阴、阳、风、雨、晦、明六种，"序为五节，过则为菑（灾）"，这意味着中医病因学说的出现与雏形。而这种雏形又隐含了中国传统哲学与朴素的辨证思想。与疾病观伴随发展的，是治疗手段开始多样化。如《周礼·天官冢宰》记载了"以五味、五谷、五药养其病，以五气、五声、五色视其死生。两之以九窍之变，参之以九脏之动"。

诸子争鸣是先秦时期文化史上的重要现象，直接影响了中医学哲学理论的根基，"气"成为中医宇宙观、身体观的一个重要概念。"气"的含义也随着人们对世界万物和人体自身的体察的深入，由最初的自然之气、呼吸之气，发展为万物之根本、人身之根本。《管子》一书提出"精气说"："气者，身之充也。""有气则生，无气则死，生者以其气。""精也者，气之精者也"。"气"不是一成不变的，古人认为，"气"的变化生成万物，即"气化"；"气"的运动推动变易进行，升降出入，即"气机"；人体的生理活动也通过"气"的运动和中介来实现；病理异常则归于"气"的失调。此外，阴阳、五行等哲学思想，也渗透至中医学萌芽形成的各个方面。

秦汉时期是传统中医学理论发展飞跃与成型的重要阶段。《黄帝内经》《黄帝八十一难经》《神农本草经》《伤寒杂病论》四部经典的成书，建构了中医药学的理论主体框架。《黄帝内经》在对人体各部位细致认知的基础上，将心、肝、脾、肺、肾"五脏"，胆、胃、大肠、小肠、三焦、膀胱"六腑"与脑、髓、骨、脉、胆、女子胞"奇恒之腑"，列为人体最重要的脏腑，并详述各脏腑生理病理，《难经》进一步发挥相关理论，构建中医脏腑学说。脏腑学说在此前中国人以部位论疾病的基础上，成为中医学理论体系形成后指称疾病病位的重要基础。与之同等重要的是经络学说的形成。早在汉墓出土的医药文物和文献中，就有关于人体经脉的早期描述。《黄帝内经》《难经》对经络的循行走向、生理病理、主治疾病展开了详细论述，构建起较为完整的理论体系。东汉张仲景《伤寒杂病论》"以六经论伤寒，以脏腑论杂病"就是对脏腑和经络学说的经典运用，也奠定了中医临床辨证论治的基础。风、寒、暑、湿、燥、火代替阴、阳、风、雨、晦、明成为中医对疾病外因的认知，当自然界气候变化异常，"六气"太过或者不及就会变成"六淫"，导致人体不能适应变化而产生疾病。《黄帝内经》云："风胜则动，热胜则肿，燥胜则干，寒胜则浮，湿胜则濡泻。"并详细描述了"六气"的特性和生理作用，"燥以干之，暑以蒸之，风以动之，湿以润之，寒以坚之，火以温之"。后世将"六淫"为病的特点总结为：

风邪的性质和致病特点：（1）风为阳邪，轻扬开泄，易袭阳位；（2）风性善行而数变；（3）风性主动；（4）风为百病之长。

寒邪的性质和致病特点：（1）寒为阴邪，易伤阳气；（2）寒性凝滞；（3）寒性收引；（4）寒性清澈。

暑邪的性质和致病特点：（1）暑为阳邪；（2）暑性炎热，升散燔灼；（3）暑多夹湿，耗气伤津。

湿邪的性质和致病特点：（1）湿为阴邪，重浊黏滞；（2）湿性趋下；（3）湿为阴邪，易遏伤阳气，阻滞气机。

燥邪的性质和致病特点：（1）燥性属阴，变生温凉；（2）燥性干涩，易伤津液；（3）燥易伤肺。

火邪的性质和致病特点：（1）火为阳邪，其性炎上；（2）火性阳盛气热；（3）易伤津耗气；（4）火扰神明；（5）易生风动血；（6）易致肿疡。

同时，中医还认识到社会环境因素的刺激可以使人产生喜、怒、忧、思、悲、恐、惊七种主要的情志变化，当这些变化超过人体正常的生理阈值，也会使人气血失调，导致疾病，这是对疾病内因的初期认知。最早对病因进行分类的医家是宋代陈无择。他将病因分为外因、内因、不内外因，六淫为外因，七情为内因，饮食所伤、劳倦过度、外伤、虫兽伤、溺水等为不内外因，即"三因学说"。

病机，是病因作用于病位，导致疾病发生、发展的机理。"致病"与"治病"虽一字之差，含义却大有不同。中医认为，疾病发生、发展的关键在于人体原有的平衡状态被打破，这是一种"失和"的疾病观。在中国传统文化中，阴阳平衡是"和"最本质的含义，"阴阳离决，精气乃绝"。具体来说，邪正盛衰、阴阳失调、气血津液失常、脏腑失调、经络失调等，都属于"失和"，归根结底，是由于"气"的失调。因此，诊断和治疗就是识别和纠正"失和"的过程，也是重新调理人体气机使之恢复平衡的过程。

病位、病因、病机这些认识构成了中医学的疾病观。依次为据，传统中医学对疾病的认知与分类，从先秦时期朴素的按部位分病、按主证分病，走向复杂、严密的体系构建。汉末《伤寒杂病论》首创辨病与辨证相结合的疾病分类。晋唐时期，《诸病源候论》作为现存首部系统论述病源病候的中医典籍代表了这一时期中医对疾病是如何认识与分类的。全书综合病因、病位、主证将疾病依次分为风病、虚劳病、腰背病、消渴病、解散病、伤寒病、时气病、热病、温病、疫疠病、疟病、黄病、冷热病、气病、脚气病、咳嗽病、淋病、小便病、大便病、五脏六腑病、心痛病、腹痛病、心腹痛病、痢病、湿蜃病、九虫病、积聚病、癥瘕病、疝病、痰饮病、癖病、否（痞）噎病、脾胃病、呕哕病、宿食不消病、水肿病、霍乱病、中恶病、尸病、注病、蛊毒病、血病、毛发病、面体病、目病、鼻病、耳病、牙齿病、唇口病、咽喉心胸病、四肢病、瘿瘤等病、丹毒病、肿病、丁（疔）疮病、痈疽病、瘘病、痔病、疮病、伤疮病、兽毒病、蛇毒病、杂毒病、金疮病、腕伤病、妇人杂病、妇人妊娠病、妇人将产病、妇人难产病、女人产后病、小儿杂病，每病下述各病候，共论述了 1739 候。宋金元时期，医学理论得到进一步创新、提高和总结。宋代研究《伤寒论》的医家倡导以仲景辨证为本、结合辨病的诊断分类原则；金代易水学派张元素的《脏腑标本寒热虚实用药式》《医学启源》系统提出以脏腑经络为纲的疾病分类方法，各纲之下设表里分目，再结合病因、病机，对疾病与证候进行较为系统的分类，较前代大为改进了脏腑辨证的理论体系。明清时期临床各科均进入全面发展与总结阶段，按科分类、按类分病、按病分证成为主流。如明代张景岳《景岳全书》将疾病分为伤寒、杂证、妇人（病）、小儿（病）、痘疹、外科，每类下又分数病，如杂证包括诸风、非风、厥逆、伤风、风痹、汗证、痉证、瘟疫、疟疾、瘴气、寒热、暑证、火证、虚损、劳倦内伤、关格、饮食、脾胃、眩晕、怔忡惊恐、不寐、三消干渴、咳嗽、喘促、呃逆、郁证、呕吐、霍乱、恶心嗳气、吞酸、反胃、噎膈、嘈杂、肿胀、积聚、痞满、泄泻、痢疾、心腹痛、胁痛、腰痛、头痛、面病、口舌（病）、眼目（病）、耳证、鼻证、声喑、咽喉（病）、齿牙（病）、遗精、淋浊、遗尿、血证、痰饮、湿证、黄疸、脚气、痿证、阳痿、癫狂痴呆、癃闭、秘结、诈病、疠风、诸虫（病）、诸毒（病）、诸气（病）、死生。张景岳还提出应以阴阳为医道之纲领，以"二纲"统"六变"，"六变"即表、里、寒、热、虚、实，其在《景岳全书·传忠录》中对表、里、寒、热、虚、实各个证候特点进行了全面系统的阐述。这就是"八纲"，也成为后世中医临床最常用的辨别病症的纲领。清代温病学说崛起，叶天士、吴鞠通等医家建立起三焦（上焦、中焦、下焦）、卫气营血（卫分、气分、营分、血分）辨证方法，不仅补充了《伤寒论》的辨证体系，也丰富了中医学疾病认知体系。

至近现代，中医学提出"证"的概念，并在古人的基础上提出"六经辨证""八纲辨证""辨证论治"等诊断原则，从历史发展来看，中医始终是辨病与辨证结合运用，与西医学是生长于不同哲学文化土壤的两种医学体系，各自形成特色鲜明的理论学说，虽然在部分阶段对人体、疾病的认知有相似之处（如西周的环境致病说与近代西欧的"环境医学"理论），但认知与理解的根源存在明显差异。

二、海关医员对疾病的认知与分类

如前所述，19 世纪，英国医学理论有两大主要观点：一是认为地理环境与气候对疾病发生发展起决定性作用，一旦气候骤然改变，疫病就可能发生，或者适应当地气候的人群迁徙到气候不同的地方，易因水土不服而罹患疾病；二是认为腐败的物质会散发细微不可见的致病物质（foul air，即"瘴气"），人接触或吸入就会罹患疾病。英国著名数学家、统计学家威廉·法尔（William Farr）在认同这一病因学说的基础上，对欧洲疫情数据进行收集和分析。他梳理了1849 年霍乱在不同地区的流行程度、如何传播以及如何影响不同人群等各类数据，并分析了数百个潜在变量。在研究结论的基础上，他认为海平面上升与霍乱感染可能具有很强的相关性，证实了当时流行的"瘴气"传播论，并对此理论做了进一步推衍，认为热病就是体内发生类似发酵的酵素反应（zymosis），每种疾病都由特定"酵原"（zymotic principle）引发特定的反应。所谓"酵原"，指的是腐败的有机物质散发到空气中的微小粒子，吸入体内后会触发类似发酵作用般的特定化学反应，导致热病发生。这就是"疾病酵素说"。

威廉·法尔出色的数据统计和疾病研究使其成为当时影响力颇深的医学统计专家，其本人也被认为是当今医学统计学（medical

statistics）的主要奠基人之一。伦敦皇家医师院依循威廉·法尔的学说制定了一本临床手册《疾病命名学》（*The Nomencluture of Disease*）。《海关医报》主编哲玛森（Jamieson）要求各地海关医员撰写报告时应当遵照这本手册。

此外，19 世纪的另一位医学家威廉·艾肯（William Aitken）在其编写的医学教科书中又进一步深化了疾病地理学与疾病分类学的理论。他认为，地球分为热带区、温带区和极区，每个等温区因气候环境特点不同都有其代表性疾病（representative diseases），热带区的代表性疾病是“恶性疟疾、间歇热、回归热、黄热病、痢疾、腹泻、印度霍乱（cholera indica）、肝病及其后遗症结合”；温带区是“世界上最健康的区域”①，导致最多人死亡的是酵原性疾病（zymotic diseases）和体质疾病（constitutional diseases）；极区的代表性疾病则包括“黏膜疾病、流行性感冒、败血症与消化器官疾病及各种体质病”。不同疾病就像不同物种般分布于不同区域，而影响疾病分布的是自然环境因素，尤其是气温。

这些医学理论均在相当程度上影响了海关医员对中国疾病的认识与分类。因此，相关学者在观察、记录广东港埠地区疾病的基础上，对疾病进行分类。此处以劳奥利（Lowry）记录的 1872 年 3 月至 9 月汕头口岸疾病表为例进行论述。

1872 年 3 月至 9 月，汕头口岸地区共发生 72 种疾病。劳奥利（Lowry）将这些疾病分为瘴气病（miasmatic disease）、外因病（en-

---

① 英国正属于温带。

thetic disease）、素质疾病（diathetic disease）、饮食疾病、寄生虫病、结核性疾病、神经系统疾病、循环系统疾病、消化系统疾病、泌尿系统疾病、生殖系统疾病、运动系统疾病、皮肤病、眼病、发育性疾病、意外伤害16类。除前三类外，其余分类与当代西方医学的认知一致。

其中，"瘴气病"（miasmatic disease）包括腹泻、痢疾、间歇热（intermittent fever）①、伤寒热（typhoid fever）、稽留热（continued fever）、霍乱、痉挛性霍乱（cholera spasmodica）、扁桃体炎、疖子（boils）、眼炎、天花、流感。其中不少疾病在现代医学理论视角看来并非同类别疾病，但在"瘴气"论流行的时代，这种疾病划分得到了医学界的广泛认同。此时的"瘴气"指腐败的动、植物与秽物散发出恶臭毒素；而天花与麻疹等传染力强，不需要紧密接触就会染上，被归类为"infectious disease"，与"瘴气"致病类同。间歇热、伤寒热、稽留热则均属于当时英国医学对疟疾认知下的疾病分类。从19世纪中期开始，英国医学界将疟疾视为一种有独特病理与症状的特定疾病，由热带地区潮湿的腐殖土或冲积土，在强烈太阳曝晒下散发出有害气体，导致吸入者罹患土壤腐败物质散发的毒素或酵素所引起，并称之为"间歇热"或"回归热"（remittent fevers）。

"外因病"（enthetic disease）主要包括性病和外生殖器疾病，如梅毒，横痃，下疳，梅毒导致的骨膜炎、风湿病、口腔溃疡等，淋

---

① 为便于理解，将部分疾病的原文单词附后。

病，包皮过长，附睾炎，尿道狭窄，会阴瘘等，而非指其他感染于外的疾病。

"素质疾病"（diathetic disease）包括哮喘、急性风湿病和痛风性结膜炎。认为这类疾病是人体素质/体质不良导致的。

《海关医报》记录的疾病种类多样，范围广泛，主要调查的对象虽为在海关及租界生活的外国人，但也包括周边部分本地人社群。为直观展示《海关医报》记录的广东港埠地区历年疾病发病情况，下文采用表格形式梳理了粤海关、潮海关、北海关、琼海关、拱北关（澳门）疾病情况①，从中或可看出一些疾病发病的时代性、地域性。

表 3 粤海关 1872—1904 年病症统计表②

时间	病症
1872 年	痢疾、斑疹
1873 年 3 月—9 月	肺结核、麻风、疟疾热（malarious fever）、麻疹、英国霍乱（急性吐泻）、肺结核、消瘦症、溺水、发烧、（酒精中毒性）震颤性谵妄、支气管炎、腹泻、水痘、间歇热、弛张热、轻热病（febricula）、黏膜炎、风湿病、酒精中毒、痴呆、癫痫、神经痛、慢性头痛、心功能疾病、腺炎（adenitis）、支气管炎、哮喘、肺结核、消化不良、痢疾、泄泻、喉咙痛、扁桃体炎、肝炎、肝淤血、牙龈发炎、肝区疼痛、肝叶扭转、脐疝、痔疮、膀胱刺激征、耳炎、尿路结石、月经过多、结膜炎、虹膜炎、急性颗粒性眼炎、溃疡和脓肿、疮疖、甲沟炎、瘀伤和扭伤、烧伤和烫伤

① 海关医员观察与记录的疾病由于各地每年疾病情况不同及各海关医员医学素养不同，记录的病种多寡有差异，可作为一定参考。同时，由于各海关记录缺乏连贯性，因此此部分时段资料缺失。
② 按实际记录。

续表

时间	病症
1877 年— 1878 年	百日咳
1879 年— 1880 年	膀胱、尿路结石
1897 年 4 月— 9 月	天花、发热、奇怪的弛张热、急性腹泻、肝淤血、痢疾、梅毒性巩膜炎、肝脓肿
1883 年 10 月— 1884 年 3 月	窒息、头骨破裂、疟疾热、肝淤血、腹泻、亚急性痢疾、急性风湿病、扁桃体炎、湿疹、急慢性荨麻疹、脓疱病、膀胱结石、急性膀胱炎
1884 年 10 月— 1885 年 3 月	孕期宫腔积液、疟疾热、腹泻、梅毒、淋病、痢疾、肝淤血、蠕虫引起的多种疾病、湿疹、疖疮、溃疡、各种癣、疥疮、疱疹、荨麻疹、痛风、睾丸炎、膀胱炎、伤寒、淋病、风湿病、尿道狭窄、急性卵巢炎、肛门脓肿、膝关节炎、肝区绞痛、急性风湿病、黄疸、肺炎、肺结核、胸动脉瘤、痈、原发性肾炎、震颤性谵妄、全身性脊髓麻痹、肝硬化、肾小球肾炎
1885 年 10 月— 1886 年 3 月	腹泻、梅毒导致的全身性脊髓麻痹、霍乱、腹泻、痢疾、伤寒、持续性发热、先天性包茎
1886 年 10 月— 1887 年 3 月	破伤风、心瓣膜病、狂犬病、肠伤寒、疟疾热
1887 年 10 月— 1888 年 3 月	腹泻、痢疾、天花、外伤
1888 年 10 月— 1889 年 3 月	肝脓肿、疟疾、痢疾、霍乱、疟疾热、腹泻、呼吸道卡他症状、梅毒、淋病、霍乱
1890 年 10 月— 1891 年 3 月	痢疾、肾小球肾炎、紫癜、痢疾、疟疾、流感

续表

时间	病症
1893 年 10 月—1894 年 3 月	酗酒、痢疾、癫痫、肺结核、伤寒、头部枪伤（自杀性）、肺炎、疟疾热、天花、鼠疫
1894 年 4 月—9 月	肠伤寒、卡他性支气管炎、卡他性肠炎、疟疾低热、淋巴腺鼠疫、淋巴结肿大、腮腺肿大
1894 年春夏	鼠疫
1896 年 10 月—1897 年 3 月	弛张热、间歇热、低热、伤寒、原发性腮腺炎、鼠疫、痢疾、腹泻、外耳道炎、结膜炎、天花、脓毒性肺炎、肺炎
1897 年 10 月—1898 年 3 月	伤寒、间歇热、弛张热、流感、天花、麻疹、骨膜炎、湿疹、漆毒、粉刺、癣、荨麻疹、疱疹、疖子、脓肿、眼炎、虹膜炎、结膜炎、中耳炎、耳道脓肿、耳垢阻塞、包茎、淋病、睾丸炎、尿道狭窄、梅毒、腮腺炎、口炎、舌炎、扁桃体炎、消化不良、腹痛、腹泻、痢疾、肝炎、肾炎、蛔虫、内痔、外痔、直肠瘘、肛裂、痛经、哮喘、支气管炎、肺结核、心痛、心悸、中风、神经痛、痛风、风湿病、割伤、撞伤、扭伤、烧伤、狗咬伤、昆虫叮咬、鱼刺卡喉、鼠疫
1898 年 10 月—1899 年 3 月	鼠疫、牛瘟、疟疾热、腹泻、耳漏、结膜炎、百日咳、麻疹、水痘、腹泻、小儿惊厥
1901 年 10 月—1902 年 3 月	亚洲霍乱、腹泻、急性支气管炎、癣、湿疹、昆虫咬伤、挫伤、扭伤、烧伤、割伤、犬咬伤、结膜炎、痛风、风湿病、神经痛、肠绞痛、肾绞痛、糖尿病、酒精性震颤、性病、心脏病、卡他性炎症
1903 年 1 月—1904 年 3 月	伤寒、痢疾、白喉、鼠疫、肝脓肿、肠胃炎、产后急性腹泻、鼠疫、天花、肠热、疟疾、贫血、痔疮、疖子、歇斯底里、结石病、神经痛、软性下疳、神经衰弱、肝淤血、咽炎、登革热、疥疮、朵比癣（Dhobie itch）、腹泻、梅毒、消化不良、扁桃体炎、附睾炎、子宫出血、淋病、颚部枪伤、异位妊娠、脓毒性咽喉炎

表4 潮海关1872—1902年病症统计表

时间	病症
1872年3月—9月	腹泻、痢疾、间歇热、伤寒热、稽留热、霍乱热（cholera biliosa）、亚洲霍乱、扁桃体炎、疖子、眼炎、天花、流感、普通梅毒、横痃、硬性下疳、软下疳、硬下疳、梅毒性骨膜炎、梅毒性腿部溃疡、梅毒性风湿病、梅毒疣、梅毒性咽喉溃疡、皮肤梅毒疹、梅毒性口腔溃疡、包皮过长、嵌顿包茎、淋病、阴茎弯曲、附睾炎、尿道狭窄、会阴瘘、坏血病、绦虫病、圆虫病、疥螨病、痛风性结膜炎、哮喘、急性风湿病、肺动脉结核、面神经痛、肠神经痛、前胸神经痛、脊髓刺激征、坐骨神经痛、截瘫、耳炎、静脉曲张、急性喉炎、支气管炎、哮吼（croup）、急性腹痛/腹绞痛、慢性胃炎、痔疮、肝淤血、消化不良、腹股沟疝/小肠疝、肝炎、前列腺肥大、尿潴留、阴囊积液、遗精、甲沟炎、溃疡、疱疹、脓疱病、角膜溃疡/黑睛溃陷、女性痛经、右肱骨骨折、膝关节扭伤、右肱骨错位、中暑
1874年3月—9月	弛张热、腹泻、痢疾、霍乱、全身梅毒、硬下疳、软下疳、横痃、淋病、睾丸炎、肝淤血、黄疸、肝水肿、喉溃疡、支气管炎、热疖子、风湿病、圆虫病、带虫病、中暑、消化不良、神经痛、疱疹、白带异常、腹痛、痔疮、溃疡、痉挛、肺结核、肠炎、全身衰弱、脓肿、月经过多、扭伤、瘘、歇斯底里、丹毒、耳炎
1875年9月—1876年3月	肝脓肿、格鲁布性喉头炎、蛋白尿、产后热、霍乱
1876年3月—1876年9月	腹泻、流感、间歇热、疖子、霍乱、眼炎、伤寒、痢疾、淋病、一期梅毒、二期梅毒、三期和全期梅毒、淋巴结炎、横痃、尿道狭窄、梅毒、尖锐湿疣、附睾炎、虹膜炎、坏血病、酗酒、疥疮、蛔虫病、绦虫病、风湿病、痛风、红斑狼疮、肺结核、头面神经痛、肋间神经痛、脑膜炎、神经麻痹、蝉鸣性喉痉挛、胸膜炎、肺炎、肝淤血、黄疸、绞痛、咽炎、消化不良、便秘、口舌溃疡、淤血性脾肿大、胃炎、胃肠黏膜炎、腹股沟疝、肝炎、痔疮、膀胱炎、滑膜炎、骨膜炎、腋窝溃疡、荨麻疹、癣、脓肿、痒疹、腿部溃疡、痤疮、牛皮癣、甲沟炎、翼状胬肉、黑蒙、白带异常、月经过多、手指受伤、烫伤、头皮创、中暑

续表

时间	病症
1876 年 10 月—1877 年 3 月	天花、扁桃体炎、间歇热、弛张热、丹毒、流感、腹泻、一期梅毒、二期梅毒、梅毒虹膜炎、淋病、横痃、睾丸炎、尿道狭窄、坏血病、酗酒、带虫病、痛风、风湿病、贫血、哮喘、肺痨、癫痫、破伤风、抽搐、喉头痉挛、神经痛、二尖瓣疾病、鼻出血、胃炎、便秘、消化不良、痔疮、脾炎、肝炎、黄疸、膀胱炎、红疹、荨麻疹、疱疹、牛皮癣、癣菌病、环癣、甲沟炎、脓肿、溃疡、睑腺炎、肩关节脱位、扭伤、头部挫伤、怔忡、枪击伤、头部刀伤、喉部刀伤、冻伤
1877 年 10 月—1878 年 3 月	腹泻、痢疾、扁桃体炎、霍乱、弛张热、间歇热、流行性腮腺炎、流感、疝子、结膜炎/眼炎、淋病、梅毒、硬性下疳、（腋下或腹股沟的）淋巴结结、横痃、尿道狭窄、酗酒、绦虫病、风湿病、痛风、肺结核、脑炎、头面神经痛、歇斯底里、胃神经痛、坐骨神经痛、鼻出血、哮喘、肺炎、支气管炎、肝炎、痔疮、消化不良、急性卡他性膀胱炎、天疱疮、甲沟炎、癣、湿疹、脓肿、白带异常、流产、上吊、头皮伤、猫咬伤、肩关节脱位、眼结膜伤、下颌骨骨折、烫伤
1878 年 4 月—9 月	晒伤、腹泻、间歇热、急性肝脓肿继发脓毒症、急性脑炎
1879 年 4 月—9 月	腹泻、间歇热、痢疾、奇怪的流行性感冒、脓肿、肝病、伤寒
1889 年 1 月—9 月	急性扁桃体炎、弛张热、腹泻伴发烧、伤寒、间歇热
1889 年 10 月—1890 年 3 月	流感、痢疾、白喉、睾丸炎、附睾炎、淋病、膀胱炎
1890 年 4 月—9 月	疟疾、痢疾、出血性紫癜、霍乱、颠茄中毒
1890 年 10 月—1892 年 9 月	流感、胃肠卡他、霍乱、麻疹、丹毒、慢性支气管炎伴心脏病、伤寒、糖尿病昏迷、流行性霍乱、急性肾炎伴急性肝炎、主动脉弓降段动脉瘤
1891 年 10 月—1892 年 9 月	流感、热带麻疹、间歇性疟疾热
1894 年 10 月—1895 年 9 月	黑死病、霍乱、严重发烧、轻度脚气病

续表

时间	病症
1895 年 10 月—1897 年 3 月	淋巴腺鼠疫、流感、酗酒、支气管炎、慢性腹泻、颅底复合粉碎性骨折、白痢、湿疹、面部丹毒、双大腿骨折、胃溃疡、淋病性风湿病
1899 年 4 月—9 月	鼠疫
1899 年 10 月—1901 年 9 月	淋巴腺鼠疫、腺热、流行性腮腺炎、天花、伤寒、疟疾热、溺水、布莱特氏病、肝脓肿、心脏病、肺炎、出血性天花、伤寒、腹膜结核
1901 年 9 月—1902 年	鼠疫、霍乱、登革热、疟疾热

表 5 北海关 1881—1909 年病症统计表

时间	病症
1881 年—1882 年	鼠疫
1883 年 9 月—1884 年 9 月	梅毒、夹色伤寒（kapshilc）、卡普兰氏综合征、鼠疫
1884 年 10 月—1885 年 3 月	麻疹、口疮、枪伤、骨折、腹股沟淋巴结炎、瘟疫
1885 年 10 月—1886 年 3 月	慢性肺结核、结膜炎
1886 年 4 月—9 月	（酒精引起的）震颤性谵妄、贫血、哮喘、中耳炎、风湿病、麻疹
1889 年 5 月—1890 年 3 月	消化不良、肾结石、风湿热、腹泻、呕吐、霍乱、鼠疫
1890 年 4 月—1891 年 3 月	低热、淋巴腺鼠疫、痢疾
1891 年 10 月—1892 年 3 月	慢性肾病并发膀胱结肠瘘、流感、流行性感冒

续表

时间	病症
1892 年 10 月— 1893 年 3 月	腹泻、上呼吸道感染、淋病、流感、鼠疫、梅毒
1893 年 10 月— 1894 年 3 月	腹泻、发热、天花、流感、鼠疫、霍乱、痢疾
1895 年 4 月— 9 月	腹泻、痢疾、疟疾、支气管炎、哮喘、脑膜炎、霍乱、阴茎肿瘤、牙科肿瘤、淋病性眼炎、鼠疫
1897 年 10 月— 1898 年 3 月	肺结核、淋巴腺鼠疫、稽留热、麻疹、白喉、阴茎损伤、口蹄疫
1898 年 4 月— 1899 年 9 月	霍乱、痢疾、腹泻、鼠疫、斑疹伤寒、口蹄疫
1899 年 10 月— 1900 年 3 月	天花、水痘、麻疹、流感、霍乱、痢疾
1900 年 4 月— 9 月	痢疾、迪厄拉富瓦病、鼠疫
1901 年 4 月— 9 月	稽留热、小儿胃肠功能紊乱、睾丸炎、耳漏、膝关节痛风性滑膜炎、胸膜炎、流行性腮腺炎、麻疹、鼠疫
1901 年 10 月— 1902 年 3 月	脑膜炎、流行性腮腺炎
1902 年 4 月— 9 月	肝淤血、淋巴腺鼠疫、霍乱、腹泻
1902 年 10 月— 1903 年 3 月	登革热
1903 年 4 月— 9 月	脊神经炎
1907 年 10 月— 1908 年 3 月	鼠疫、霍乱、腹泻、痢疾、疟疾
1907 年 3 月— 9 月	霍乱、鼠疫、腹泻、痢疾
1908 年 12 月— 1909 年 3 月	胃脘不适、发热、流产、前列腺肥大、尿失禁、疟疾恶病质、双眼结膜炎、腕关节炎、肾挫伤、支气管炎、肺炎

续表

时间	病症
1909 年 4 月—9 月	泌尿系统疾病、消化道疾病、眼病、循环系统疾病、泌尿生殖系统疾病、皮肤病、心脏病、痴呆症、贫血、疟疾、肺结核、恶病质、鼠疫

表 6　琼海关 1885—1904 年病症统计表

时间	流行病简况
1885 年 10 月—1886 年 3 月	海口发生疟疾
1881 年夏	海口、钦州出现严重霍乱
1887 年 4 月—9 月	间歇性发热、弛张热、痢疾
1888 年 5 月—9 月	海口流行疟疾、肠道疾病，至冬季消失。
1891 年 5 月	琼州附近流行霍乱（William Kirk 认为不是亚洲霍乱）
1889 年—1890 年	冬春海口流感，危害较轻
1894 年—1895 年	冬季海口、琼州天花，以西更甚，儿童死亡多
1895 年 2 月—7 月	海口及周边鼠疫，中国人治疗无效，症状与蒙自、北海、广州、香港鼠疫不同
1896 年 1 月—8 月	琼州鼠疫
1898 年 10 月—1899 年 9 月	海口疟疾流行，夏季暴发亚洲霍乱
1899 年 12 月—1900 年 2 月	天花由琼州蔓延至海口，2 月两地天花消失
1900 年 3 月—6 月	海口、琼州鼠疫流行，15%～19% 死亡率。夏季疟疾流行
1902 年 4 月—9 月	海口、琼州霍乱严重

续表

时间	流行病简况
1903 年 4 月— 1903 年 9 月	海口流行绦虫等寄生虫病
1904 年 4 月— 10 月	海口流行疟疾，病人出现脾肿大、膀胱结石等症状

表 7　拱北关 1885—1904 年病症统计表

时间	流行病简况
1894	澳门、拱北首次暴发鼠疫
1895 年	澳门流行鼠疫
1896 年	澳门流行鼠疫，较 1895 年为轻
1897 年 4 月	澳门、拱北关鼠疫，部分病人并发脑膜炎
1902 年 3 月— 7 月	澳门、拱北关流行霍乱与鼠疫

通过梳理以上表格内容，不难发现《海关医报》记载的广东口岸地区疾病以热病、霍乱和鼠疫最为频繁和典型，笔者将在下一节对这三类疾病的中西医流行与防治情况进行具体考察和比较研究。

第二节　中西医对热病的认知与治疗

这里所说的"热病"是《海关医报》记载中"fevers"的直译，从描述来看，包括了疟疾、伤寒、鼠疫发热、不明发热等发热性疾病，热势有弛张热、间歇热、高热、低热等类型。对应的中医病名主要有疟疾（瘅病）、温病、疫病等。

一、中、西医学视域下的热病

（一）中医学视域下的岭南瘅病与温病

1. 瘅，疟

发热性疾病在岭南的流行与此地"地气暑热""阴少阳多"有密切关系。《广东新语》云："岭南濒海之郡，土薄地卑，阳燠之气常泄，阴湿之气常蒸。阳泄，故人气往往上壅，腠理苦疏，汗常浃背，当夏时多饮凉冽，至秋冬必发痎疟。……其或霍乱、痁疟。""岭南之地，愆阳所积，暑湿所居，虫虺之气，每苦蕴隆而不行。其近山者多燥，近海者多湿。海气升而为阳，山气降而为阴，阴尝溢而阳尝宣，以故一岁之中，风雨燠寒，罕应其候。其蒸变而为瘅也。"文中屡次提及岭南地方性疾病以瘅、疟为多见。

关于"瘅病"及引起此病的"瘅气"的记载，古书中多有之。在古人的描述中，瘅病"其候多与暑症类而绝貌伤寒，所谓阳淫热疾也"（屈大均《广东新语》），"瘅气"是"山岚水毒，与草莽沙气郁勃蒸熏之所为"（汪森《粤西丛载》）。关于瘅病究竟为何，不同学者有着不同的观点，其概念的内涵与外延，至今仍为诸多学者所探讨。唐代方书《外台秘要》引《备急千金要方》认为"夫瘅与疟，分作两名，其实一致。或先寒后热，或先热后寒，岭南率称为瘅，江北总号为疟。此由方言不同，非是别有异病"。将瘅与疟等同视之；而宋人周去非《岭外代答》则认为"南方凡病，皆谓之瘅，其实似中州伤寒"。还有的认为，瘴病是一种非等同于伤寒，也不等同于疟疾的独立的疾病，是在南方地区湿热、懊闷的地理气候条件下（即通常所说的瘴气）的影响下，感触外物所导致的一系列疾病的总称。如元代僧人释继洪《岭南卫生方》中写道："如今观方书之说，皆谓南方天气温暑，地气郁蒸，阴多闭固，阳多发泄，草木水泉，皆享恶气。人生其间，元气不固，感而为病，是为之瘴。"又将瘴病分为冷瘴（"轻者寒热往来正类疲疟"）、热瘴（"重者蕴热沉沉，昼夜如卧炭火中"）和哑瘴（"其尤重者，一病则失音，莫知其所以然"）。至明清时期，岭南地区对瘴病的认知与分类更加细致，据有关研究考证，这一时期的岭南笔记中共记载了十四种瘴病名称：青草瘴、黄梅瘴、新禾瘴、黄茅瘴（俗谓禾黄瘴）、冷瘴、热瘴、症瘴、黄蜂瘴、鹦鹉瘴、香花瘴、梅瘴、桂花瘴、菊花瘴、回头瘴。并对各种不同的瘴病有大致的定义与比较具体的症状描述。这些瘴病多以发病时节或典型物候特征来命名，多发生于植被茂密且有水流之地，日头未出或日上三竿之时。因此，岭南之地有"水路忌早起，陆路忌午行"的民谚。

瘴病之中又有一种"瘴疟"，宋代《圣济总录》认为此病乃"感于山川毒厉之气而为病"，临床表现为"寒热时作，与疟同类"，同朝的《太平惠民和剂局方》指出这是一种"时行之疾"。一些医家或将"瘴疟"等同于"瘴病"，是疟疾的一种，如隋代巢元方著《诸病源候论》"山瘴疟"条在"疟病诸候"目下；明代郑全望《瘴疟指南》直接继承《岭南卫生方》对"瘴病"的分类，将瘴疟分为冷瘴、热瘴、症瘴分别阐述。关于瘴疟的特点，早在《黄帝内经》

中便指向好发于"南方",其云"南方者,阳之盛处,其地下,水土弱,雾露所聚也",恰与岭南地区地理气候相符。此后诸家均进一步指出瘴疟是岭南地区的地方性疾病。如《诸病源候论》指出"此病生于岭南"。明代医家李中梓《医宗必读·瘴疟》云:"岭南地方,天气炎,山气湿,多有岚瘴之毒。"明代张景岳《景岳全书·论瘴疟》称:"瘴疟一证,惟岭南烟瘴之地有之。"清代雷丰《时病论》亦说:"瘴疟之证,岭南地方为多也。乃因天气炎热,山气湿蒸,多有岚瘴之毒。"一般认为,这种感受岭南瘴气的"瘴疟"发病比一般疟疾为重。疟疾在中国的文字记载最早可追溯至殷商时期的甲骨文。《黄帝内经》对"疟"的病因、病机、证候、治法作了详细论述。这是一种以寒战、壮热、头痛、汗出、休作有时为临床特征,并具有传染性的疾病。岭南多瘴、疟,初入之人往往最易感染。明代学者周汝登方入岭南,便"感冒风瘴,疟疾方痊,痰喘继作,不能眠食凡十余昼夜",饱受此煎熬的他"汤药不离",自认为能活下来实属侥幸。

关于瘴、疟的治疗,《岭南卫生方》提出"常山乃瘴疟要药",书中载方80余首,多采用芳香化湿、调理脾胃的药物。后世治疗多循此理,常用"不换金正气散"(组方:厚朴、半夏、橘红、草果、藿香、苍术、甘草)、"小感应丸"(组方:丁香、木香、干姜、巴豆、百草霜、杏仁)等。组方遣药多据岭南人本气不坚、腠理不密、阳气不固、阴湿偏盛的体质特点,认为瘴气致病,虽有身热,却为阳气疏泄,本气不顾,不宜采用发汗、清凉、下利的方法。

2. 温病

温病亦是岭南常见病、多发病。独特的气候、地理环境及人群体质使岭南温病在发病、病因病机和诊治等方面都有别于其他地区（如江南）。宋代陈昭遇在《太平圣惠方》中指出："岭南土地卑湿，气候不同，夏则炎毒郁蒸，冬则温暖无雪，风湿之气易于伤人。"明代医家吴又可《温疫论》云："南方卑湿之地，更遇久雨淋漓，时有感湿者。"二人均提出湿邪致病的频繁性、关键性。明代医家薛己在其《明医杂著》"拟治岭南诸病"篇中又提及："岭南炎方濒海，地卑土薄，故阳气常泄、阴气常盛，四时放花，冬无霜雪。一岁之间，暑热过半，穷腊久晴，或至摇扇。"由于岭南地区四时均气温偏高、雨湿偏盛，因此温病发病不像其他地区季节性明显，而是具有不拘于四时的特点，加上岭南人群偏湿体质，内外相引，易病湿热。在实际的临床表现上，岭南温病以风温、暑温、湿温为主，多夹湿邪。症见之咳逆胸闷、脘痞纳呆、发热头痛、咽干心烦、大便不爽、小便短赤，严重者出现神昏胸满、咳喘胕肿、黄疸淋浊或热扰心神、蒙窍神昏等症。

广东医家对岭南温病的诊治受叶天士、薛生白、吴鞠通、王孟英等温病大家影响较深。清代何梦瑶《医碥》提出岭南温病"多火""多湿"，运用脏腑经络学说进行辨证论治，标志着岭南温病学的正式形成。清末民初岭南医家潘名熊进一步发挥了岭南温病学说与应用，他将叶天士《临证指南医案》的理法方药应用于岭南，择其应验，强调清热保津。总体而言，对于岭南温病的治疗，医家多采用轻淡、芳香、甘平的花叶类药物及岭南道地中草药，喜用金银花、南扁豆花、清水豆卷、西瓜翠衣等，配伍鸡苏散、碧玉散等治疗伤湿证，取其气味芳香，性平淡，质轻，轻清宣透湿气，平淡渗泄化湿。运用苍术、荷叶、薏苡仁、南扁豆花、黄连、半夏、厚朴花、芦根、红条紫草、六一散等辛淡甘苦药配伍治疗湿火证。

总而言之，对于瘴病、温病等发热性疾病的中医诊治，依循传统的理法方药理论，结合气候地理与人身体质进行立论与遣药组方，对疾病病因、病机、治法、方药的论述都具有鲜明的文化特色与民族特色。

（二）近代西方医学视域下的热病

英国人随殖民势力移居亚热带、热带地区生活后，在环境医学理论影响下产生的"热带医学"取得了突飞猛进的发展。

热带医学理论的奠基者是万巴德（Patrick Manson），他自 1866 年就开始在中国海关担任医员，在福建、台湾等地的口岸行医二十余年，先后研究过癣、丝虫病、黑尿热等疾病。在多年的观察与行医经验的积累基础上，万巴德著成《热带疾病：温暖气候的疾病手册》一书，书中综合了他的个人研究、行医经验与大量文献回顾，将热带疾病分为七大类：第一大类"热病"（fevers），包括疟疾、黄热病、鼠疫、登革热等；第二类"性质不明的全身疾病"（General Diseases of Undetermined Nature）则包括脚气病和昏睡病等疾病；第三类"腹部疾病"近似今日的消化道疾病，包含霍乱、痢疾、热带口疮、肝脓疡等；第四类"感染性肉芽肿疾病"（Infective Granulomatous Diseases），囊括麻风、梅疹病（yaws）与"东方疖"（oriental sore）等疾病；第五类则是"动物寄生虫（animal parasites）与相关疾病"，如丝虫病、钩虫病等；第六类为"皮肤病"，如癣、天疱疮（pemphigus）、蝇蛆病（myiasis）等；第七类则是"性质不明的局部疾病"（Local Diseases of Uncertain Nature），如根度病（Goundou）、自发性断趾病（Ainhum）① 等。万巴德希望这本书能成为这个医学领域的标准教科书。1897 年，万巴德在伦敦圣乔治医院（St. George's Hospital）举行演讲，强调英国医师必须接受热带医学教育，并给出了理由：首先，英国是个"庞大且不断成长的热带帝国中心"，英国殖民地医师应当服务于帝国利益；其次，热带疾病和温带疾病往往大不相同，"有数十种疾病是热带特有，不论诊断或成功的治疗都需要特殊知识"，"热带医学"知识已突飞猛进，内容"广泛专门，已经可以和眼科、皮肤科、妇产科或医学中任何需要专门训练的科别相提并论"；最后，英国有"五分之一以上的医学毕业生不是在热带地区行医，就在海军或陆军中服务"，随时可能到热带地区执勤。万巴德的话透露出几个问题，一是热带医学的发展与英国殖民地扩张的政治、经济需求密切相关，殖民地医师的职责不仅限于医疗；二是英国在殖民扩张取得政治、经济利益基础上，还要成为热带医学理论知识的权威和知识分发中心；三是从医学角度认识到热带疾病的特殊性和丰富性，进而提出热带医学的临床指导意义和实践价值。

　　正是在这种环境和背景之下，海关医员在广东口岸地区任职期间观察并记录了大量热病的发生、发展、传播与治疗情况。面对各

---

① 又译为"阿洪病"。

种发热性疾病、疟疾等在社群中的蔓延，"热带医学"指导欧洲居民在中国南方如何注意衣着、食物、住所与生活方式以适应当地气候风土，同时避免饮食过度、沉溺酒色，更不可在大热天做耗费体力的工作或让自己的头部与身体曝露在热带骄阳下。此外，还通过实地调查，在海口等地寻找适合欧洲人居住的环境，建造住所、疗养院、医院等，认为居住在通风良好、海拔较高的山丘地区，可以减少欧洲人罹患疟疾等热病的机会。

在各种热病中，疟疾是典型的"热带疾病"，环境医学理论对其致病原因有一套独特的解释，但也有部分医生提出不同见解，如在印度执业的英国医师摩尔（Moore）认为疟疾是早晚剧烈温差冲击正常生理体系所引发的疾病。虽然理论不同，但总体而言19世纪中晚期的英国医学界偏好从环境整体论的视角探讨问题，很少认为热病及一些传染病由微生物引起，如果病人体内出现微生物，医师多半不认为这是疾病的病因，反而认为微生物是身体病理变化的产物。因此，法国军医拉瓦杭（Alphonse Laveran）在1880年发现疟原虫，并宣称这是疟疾的病因，但是当时多数英国医师对此说法并不重视，大多持保留甚至反对的意见。

二、海关医员对热病的观察与治疗

《海关医报》记载的热病频次多、涉及范围广泛，几乎每个广东港埠都有各种热病频繁流行，从临床表现来看，以疟疾发热与瘟疫（鼠疫）发热为多见。驻扎于各海关的外籍医员对辖区内的热病流行情况和诊治情况均进行了详细描述，此处选取典型者予以介绍，从中可以看出近代西医的治疗思路与用药方式。

（一）广州（粤海关）

凌兰（B. Stewart Ringer）医生在 1896 年 10—11 月期间观察并记录了广州地区疟疾发热：

"一个非常典型的病例，青年。在六个星期的时间里，他曾数次发烧，最初是在河上暴露时染上的。11 月 2 日，我去看他，发现坐了起来，因为他已经发烧 24 小时了。我发现他当时的体温是 99 华氏度。在和他谈话的时候，我注意到他脸上有些焦急的表情，嘴唇开始发青，因此我劝他立刻躺下。他躺在床上还不到几分钟，牙齿就打战，浑身发抖。这时，四肢突然颤抖起来，这两腿的动作太厉害了，简直无法控制，整张床格格作响，剧烈地摇晃着。这时他的脸变得苍白，嘴唇抽搐起来；脸上露出痛苦的表情。这种情况持续了 20 分钟，青白色逐渐消退后变成了脸上的红晕，接着全身都有一种烧灼感。不久之后发现体温为 104 华氏度。当病人能够舒适吞咽时，立即在热茶中给 7 粒非那西丁，半小时后重复给药，很快病人开始出汗，然后给 10 粒奎宁，每 3 小时给 5 粒；然后，他排了大量的汗，在大约 12 小时内，温度降到了正常水平，并持续了 24 小时。随后发作三次，但每次发作的程度较轻；随后发热终止了。"

1897 年秋季，广州热病再次流行，凌兰（B. Stewart Ringer）记录道：

"在凉爽季节开始时，流行一种发热性疾病。[①] 9 月和 10 月随着北风而来，6 周内收治了 40 多例患者。症状开始时，病人感到全身不适，不愿工作或进食。这种不适持续 24 小时后，体温会达到 100 华氏度，在接下来的几天里，体温通常会持续很高，有时会达到 104 度或更高。然而，体温很不规律，很不稳定，偶尔会在几天内逐渐达到最高点，然后慢慢下降到正常水平；或有时表现为早晨缓解，晚上好转；而且，有时还会连续几天不波动，早晚都不波动。但是，发烧的时间很短，持续了 3 天到 6、7 天。病人均伴随着背部和四肢剧烈疼痛，很多关节也痛，受影响的关节处皮肤出现红斑和皮疹，不过幸运的是皮疹非常短暂，通常只持续几个小时。经常出现严重头痛，恶心、呕吐，舌燥、皮肤干燥。在许多病例中，与高烧的严重程度或持续时间完全不成比例。无卡他症状。从上述观察可以看出，虽然这种疾病既不是真正的登革热也不是流感，但其症状似乎是两种疾病的变体。治疗方法很简单，即 5 粒剂量的奎宁，在恢复正常体温后继续少量服用几天。5~10 粒的非那西丁用于治疗高热和皮肤灼热，安替比林缓解头痛，硼酸粉用于治疗红斑。给病人营养丰富的液体饮食和必要时予以兴奋剂。"

1901 年 10 月至 1902 年 3 月，B. Stewart Ringer（凌兰）治疗了 3 例伤寒，其中一位病情较为严重：

---

① 根据其他史料与文献佐证，此时广州鼠疫大流行，B. Stewart Ringer 观察到的很可能就是鼠疫。

"第三个病例时间很长，开始时似乎有疟疾热的症状，病人在日落时坐在户外发冷，当时草地上有可见的雾气升起。其次是颤抖、食欲不振、头痛，体温从101华氏度升至102华氏度。用奎宁后，每天体温下降至99.4华氏度，直到第5天，温度突然又升到104华氏度。在接下来的四天里，病人身体剧烈疼痛，体温超过104华氏度，12小时内两次恢复正常。然而，从这一天起，病人的体温形成了一个典型的伤寒曲线。对体温的控制通常是通过在头部、胸部和手臂上敷冰布来实现的，一次能持续半个小时甚至更短时间；一旦温度接近103华氏度，这种治疗将给予相当大的缓解，温度通常会下降。但在接下来的几个小时内，病人的鼓膜会出现极大不适。为了缓解这种症状，我们尝试了各种方法，如沙罗、松节油、内服榛子林、灌肠剂，后者效果最理想。由于感到恶心，不得不停用沙罗。腹泻虽然持续时间很长，但并不严重，在这个病例中没有发现斑疹。一旦病情稳定，病人就被转移到香港；但是旅途的劳累让人非常难受。尽管通过医疗初步取得了令人满意的疗效，但严格的医疗监督和养生仍然是必要的。此外，和之前一样，大量由气候导致的热病得到了治疗，一些是由于阳光照射，另一些是由于寒冷。通常嘱病人休息，吃清淡的饮食，给简单的泻药，然后是退热和奎宁，一般几天之内可以恢复。"

（二）海口（琼海关）

E. A. 阿德治医生记录了他1885年10月到1886年3月间在海口

观察到的数种热病：

"一个外国人，因肝肿大，肝功能减弱，发高烧，在家里卧床休息了几个星期。那里还出现几例疟疾病人。令人奇怪的是，在这样美好的天气里竟然会出现这种情况，这只能解释为，在冬天的几个月里，小溪里的水少得多，不足以覆盖城镇北部的平原。土地的干涸产生了疟疾毒素。而外国人的住所位于城镇的北部郊区，完全暴露在这种瘴气中。不光是在闷热潮湿的夏天，而是在任何干燥的季节，发热在外国人中最普遍、最流行。他们现在所住的房子，虽然凉快一些，但无疑不如建在更远的内陆那样健康。

由于有人提议重新开放这一地区的铜矿，一群来自香港的中国人于1月份前往那里勘探。在他们待在那里的三四天里，整个地区都笼罩在雾中，只有在中午时分，雾才会消散一会儿，但是没有下雨。尽管只有这么短的时间，但他们因为病得很重，很难回去。

当我被叫进去时，我发现所有人都得了疟疾。一个人不能说话或吞咽，在三个小时内死亡，另一个人在第二天去世。七个探险家中只有一个人发低烧，另外四人发高烧，体温100至104华氏度；舌苔厚重，舌头颤抖；皮肤干燥，颜色暗沉；骨痛、头痛、呕吐、便秘。在泻药和大剂量奎宁的治疗下，他们恢复得足够好，可以在几天内离开内陆。

轻微发热：一些严重病例的记载。长时间在太阳下暴晒后通常会发作。在其他时候，原因是中了疟疾"毒素"，高烧持续几天。我自己就经历过两次发烧，每次都持续了几天，两次都是精神错乱，夜间呼吸困难，体温高达 105 华氏度。

伤寒肠热病：情况非常温和。

间歇性发热：18 人。虽然这里的人经常发作几次，但在大多数情况下奎宁可以防止第二次发作。

弛张热：4 人，其中 3 人伴部分肝肿大。其中 1 个病人，伤寒症状很严重。一个苦力死于弛张热症。他的儿子因为弛张热离开去治疗了三个多月，但最终康复了；男孩的堂兄接替了他的位置，间歇性发烧了好几天。厨子的助手得了疟疾发烧，病了一段时间，最后一个苦力也带着同样的病离开了。一个外国人刚到海口，在家里住了几天，就突然发了弛张热，卧床了几个月。

以上这些可以让我们了解到海口的不健康，以及疟疾对外国人和当地人来说是多么可怕的灾祸。"

1887 年 4—9 月，琼州教会医院康兴丽（McCandliss）医生向劳奥利（Lowry）提供了一些热病治疗的数据：

"4 月 1 日至 9 月 30 日期间，共治疗发热患者：门诊 4668 例，住院 145 例。其中，161 例间歇性发热，45 例弛张热，72 例伴随脾肿大，41 例伴随痢疾，11 例伴随慢性腹泻，1 例伴随散发性霍乱。康兴丽（McCandless）医生告诉我，很多当地人患有哮喘；除了少数例外，他发现桑托宁对儿童有治疗作用。"

（三）汕头（潮海关）

1876 年 3—9 月，斯库特（Scott）记录了一例由牛庄（New Chwang）① 经船运输入的伤寒病例及其治疗情况：

"病人在 6 月 12 日到我的手下治疗，从 4 月初就开始发热和腹泻了。他在天津和牛庄都接受了医疗建议，在离开去汕头前有了好转。在海上两天，发热和腹泻又出现了，他的船长给他治疗，持续每晚给予半盎司蓖麻油（castor oil），但无济于事。到达汕头后，他有剧烈腹痛，呼吸粗重，左肺上部有湿啰音，面红赤舌干紫绛，嘴唇和牙齿有污物，脉数而不齐，心脏虚弱，腹部和胸部有大片玫瑰疹（rose-colored spots），他出大汗并呼出很大热气。已经发热 60 天了。我给予他每 2 个小时波特酒（prot wine）和每 4 个小时 5 粒剂奎宁，他恢复了。……过去三年中有很多伤寒肠热病人，我使用奎宁收到很好效果，半剂后就可以降低体温，比其他药剂也能更好地控制腹泻。"

据莱恩（Henry Layng）看来，奎宁是治疗热病最成功的药物，尤其对一些单纯发热的早期病人；但安替比林退热效果并不理想。1896 年后，莱恩在长年对广东口岸热病观察和治疗的积累之上，提出：

"流感是一种传染病，这一点现已得到充分证明；奎宁是治疗热带病真正最有用的药物，从我们的经验来看，它在我们欧

---

① 1858 年天津条约规定的开放口岸之一。实际上，牛庄距离辽河入海口有四十多公里。

洲会议上很受欢迎。在中国南部的这一地区，疟疾热的常见形式是间歇性的，主要是间日疟，通常是平日疟，很少是四日疟；缓解性发热和持续性发热的频率远远低于此顺序。"

"轻微的发热或轻微的疟疾很难诊断为非常轻微的流感发作，没有卡他性症状。一个人经常会遇到没有卡他性症状的流感病例，在这些病例中，体温从来不会上升到101华氏度以上，而且发热的持续时间只有两三天，但患者可能需要很多天才能恢复体力，而许多因疟疾引起类似发热的人几乎不会认为自己生病了。在这些情况下，血液的显微镜检查是有用的，不仅从诊断的角度来看，而且还可以作为治疗的指南和决定患者是否卧床的问题。"

莱恩认识到，不能武断地将所有在"热带地区"的发热性疾病都归于"疟疾"之列，"疟疾"只是热病的一种，有其独特的致病因素："鉴于目前已知的所有流感及其可能的特异性芽孢杆菌，将其归因于疟疾是一个倒退的步骤。伤寒在中国极为罕见，这一说法已被反复提及。正如'伤寒—疟疾热'一词所证明的那样，认为所有缓解性发热都是由疟疾引起的想法仍然难以消除。居住在疟疾气候中，以及可能的疟疾感染，对我们所知的非疟疾国家的疾病进程有多大的影响，这是一个需要更多了解的问题。"

在莱恩的病例记录中，有以下一则记载，较为完整地展示了一场热病在一个家庭及其周围的流行：

"以下病例均发生在一所房屋内：

中国人阿玛曾到她的家乡安葬她死于流感的 80 岁母亲。她于 3 月 7 日返回，3 月 8 日生病，3 月 9 日因发烧卧床休息；体温范围为 100 至 101.5 华氏度，咳嗽、肌肉疼痛、流鼻涕。

3 月 9 日，一名 7 个月大的婴儿出现轻微发热和卡他性症状；3 月 11 日，体温降到正常水平；3 月 12 日，这名儿童似乎完全恢复了健康。然而很快，体温再次升高，孩子经历了一次最严重的支气管肺炎和胃肠卡他的长期发作。在这次发作期间，呼吸频率从每分钟 75 到 40 次不等，脉搏从 120 到 150 次不等，但我常常数不清；体温从 101 到 105 华氏度，一度达到 106 华氏度——这是支气管肺炎的第 5 天和流感的第 8 天。发病第 14 天，最高温度为 104 华氏度，最低温度为 100 华氏度。从这一天开始，病情稳步好转，病程在第 20 天结束。主要疗法是冷水浴、海绵和非那西丁；饮食主要是白兰地和鸡蛋，以及牛肉，外加大量的冷水。

3 月 11 日，婴儿的母亲发病；3 月 13 日康复。卡他性症状于 3 月 14 日恢复，没有发烧。护士，20 岁，3 月 11 日生病，3 月 12 日加剧，16 日康复。卡他性症状于 3 月 18 日恢复，无发热。3 月 16 日，一名 4 岁的儿童发病，体温在 17 日夜间恢复正常，18 日下午又回升；这是支气管肺炎的表现，该儿童于 25 日康复。当体温降至正常时，卡他性症状又出现了。3 月 17 日，5 岁儿童。十九号晚上体温降到正常，支气管肺炎于 20 日晚开始，26 日消退。体温降至正常后，卡他性症状反复。3 月 19 日，这名 2 岁的儿童也经历了一次完全相似的病程，随后发生支气管肺炎。

大约在同一时间，另外两个家庭也有同样的经历：成人经历了三到四天的短暂发作，而儿童随后都患有支气管肺炎。"

（四）北海（北海关）

1884年海关医员劳奥利（Lowry）记录了一则夹色伤寒病例以及中西医的不同治疗方法，他采用西医疗法治愈了两例，同时透露出对中国传统治法的不信任。

"《中国笔记》（*Chinese Notes*）的作者在《中国邮报》（*China Mail*）1884年4月17日介绍粤语称为'kapshilc（夹色）'的一种疾病，并指出服用午时茶、甘露茶和伤寒茶可以起到很好的退热效果。作者似乎认为，许多外国人死于这种疾病，如果他们吃上面提到的药物，他们的生命可能会幸免于难，他还认为，所有所谓的伤寒（typhoid fevers）都应该用这些药来治疗。

今年夏天，我失去了治疗两例中国人称之为'夹色'的机会。那些人是我们船上的船夫，我有充分的机会注意到这些症状。一位患病男子自述，这种病是由于在前一个炎热的夜晚性交后伤寒引起的。体温在104到105华氏度之间，其他症状是关节和骨骼剧痛、头痛、嘴唇溃疡、舌苔棕黄干燥、便秘、尿黄、心胸滞闷。病人接受了泻药、发汗药和奎宁的治疗，一周后恢复了健康，但身体受到了严重的损伤，过了一段时间才恢复了体力。在另一个病例中，症状类似，但没有那么严重。这名男子性交后也发冷。发烧时间短，持续时间长，治疗是有效的。

而众所周知，中国人使用许多奇怪而恶心的疗法。我们的中国员工最近喝了一大碗小孩的尿，治了一些吐血，结果肚子疼。"

1891 年北海关医员夏普·迪恩记录了 5 月份发生在当地的一次轻型流行性热病及其治疗的情况。

"五月份这里发生了一场轻微的流行病。它持续了大约三周，只影响到中国人。在大量的病例中，我只看到 20 例，其中两例在我的护理下。所有病例的症状和病程均与这两例相同，即：

强烈的不适感，紧随其后的是身体僵硬；背部疼痛，如天花开始时的疼痛，严重程度增加；舌头很臭，舌苔厚重；鼻内干燥；高烧；额部、颞部和枕部剧烈头痛，疼痛一直延伸到颈后；全身肌肉疼痛；少量排尿；便秘；极度不安和失眠。病情的高潮大约在第五天或第六天达到。一般来说，在第七天之后，症状逐渐消退，患者非常虚弱，其中一些人咳嗽得很厉害（支气管炎）。

这种流行病的死亡率很低；我只听说有四例死亡，据说是由于肺部并发症。

上述两例患者的体温从首次发病开始升高，在发病过程中，大约第五天，一人体温达到 103 华氏度，一人为 104.5 华氏度。

除了服用一剂含有甘汞的泻药（jalap）作为净化剂外，在恢复期之前，没有服用其他药物，然后我又开了补药。在发病开始后一个月内，这两名患者的健康状况都正常了。"

1902 年，劳奥利任职北海关时观察到了秋季一场登革热的流行：

"登革热在 9 月、10 月和 11 月在该镇流行；在后一个月，我参加了三个欧洲人的临床诊疗，他们都住在连州路的同一所房子里。其中一位女士在分娩后不久就康复了。这三个病例都表现良好，病程简单；但之后非常虚弱，对于男性患者，术后相当长一段时间内膝关节非常虚弱。这是我在南方长期居住期间第一次注意到登革热。曼森在《热带病》一书中对该病的描述最为准确——这是该病的真实写照。"

（五）澳门、拱北（拱北关）

法国人戈梅斯记录了 1894 年 11 月至 1895 年 3 月在拱北和澳门流行的流感：

"在炎热潮湿的夏季，驻扎在 Kwanchiap、Kuttai 和 Shekkok 的工作人员不断受到疟疾热的攻击。然而，由于附近地区或多或少都是沼泽，阳光直射，除了 Malowchow 和 Wanchai 之外，没有任何地方可以满足海关管理的双重目标，即适当控制税收收入和完全保护员工的健康，因此，这种弊病很难补救。

尽管存在上述情况，这一地区的气候还是被认为非常有利于欧洲人的健康，因为疟疾热只在特殊情况下出现急性和复杂阶段，而且有个规律，那就是通常很容易治愈，只需将病人转移到另一个地方。此外，在冬季（11月至次年2月），疟疾几乎不会发生。

1894年11月至1895年3月在拱北和澳门流行的流感，具有该病的所有明显症状，与我1891年报告的流感类型相同。死亡主要是由于恢复期、康复期间的并发症，尤指老年人因缺乏对这种疾病至关重要的良好护理和恢复期"。

从以上记载来看，由于当时医学水平有限，很多"热病"并未能够确定是何种疾病，对热病的治疗也是简单从"退热"入手，亦没有且无法区分不同热病的差异化治疗，因此治疗的效果参差不齐。这也可以看出，当时西医理论尚处于科学发展的初期，在没有细菌学、病毒学的时代中，其相比于传统中医治疗并无任何优势，甚至远不如中医治疗的效果。但《海关医报》的记载能够相对真实、客观地反映当时发热型流行病、传染病的临床表现和危害情况，人们的应对态度与策略，尤其是西医应对热病治疗的基本原则、方法和用药习惯。

第三节　中西医对霍乱的认知与治疗

"霍乱"一病在中医典籍中很早出现，但与近代输入中国的"霍乱"名同而实异。《海关医报》中海关医员笔下的"霍乱"，指的是感染霍乱弧菌的某些致病株而导致的急性腹泻疾病。症状可能轻微，也可能相当严重。典型症状为连续数日严重水泻，可能合并呕吐、肌肉抽搐等临床表现。

一、中、西医学视域下的霍乱

(一) 中医学视域下的霍乱

中国古典医籍对"霍乱"早有记载，汉代张仲景的《伤寒杂病论》中将"呕吐而利"称为"霍乱"。隋代巢元方的《诸病源候论》从文字上进一步发挥"霍乱"一词的含义，"挥霍之间，便致缭乱"。金代刘完素的《素问病机气宜保命集》将"霍乱"分为干、湿两种，"得其吐利，邪气得出，名湿霍乱也，十存八九。若不得吐利，挥霍撩乱，邪无出，名曰干霍乱，十无一生者"。由此可见，中国古代将临床主要表现为上吐下泻的疾病统称为"霍乱"，依据症候及病因不同而有各种分型。余云岫曾对古医籍中的"霍乱"症候进行整理，梳理出24种症候，并认为古代"霍乱"大多为"食物中毒之急性胃肠炎"。

关于霍乱的致病原因，传统中医学归纳为饮食不慎和感受时邪两个方面。如《丹溪心法·霍乱》云："内有所积，外有所感，致成吐泻。"《类证治裁·霍乱》云："霍乱多发于夏秋之交……饮食生冷失节，清浊相干，水谷不化。"《症因脉治·霍乱论》云："饮食过饱，损伤中气，不能运化，膏粱厚味，肠胃凝泣，清气不升，浊气不降，又值风暑湿喝之邪外袭，则挥霍缘乱。"《医学入门·霍乱》云："此病夏秋为甚……标因外感四气，或日间感热，夜间受冷，或内素郁热，外又感寒，一时阴阳错乱。"《医宗必读·霍乱》云："霍乱多起于夏秋之间，皆外受暑热，内伤饮食所致，纵冬月惠之，亦由夏月伏暑也。"《景岳全书·霍乱》云："有外受风寒，寒气入脏而病者……有水土气令寒湿伤脾而病者……有误中痧气阴毒而病者。"在中医看来，霍乱的病变部位主要在脾、胃、肠。病变主要由于脾胃肠受伤，纳运失司，升降失调，清浊相干，乱于肠胃所致。

1817—1823年，世界暴发了第一次霍乱大流行，正是这次大流行使古典霍乱（Cholera）① 首次传入中国。这种霍乱导致的暴亡及强烈传染性引起了医者与民众的巨大恐慌。由于其吐泻等症状在中国传统"霍乱"中常见，又使民众有似曾相识之感。于是部分医者将古典霍乱与传统"霍乱"对应，认为其为传统"霍乱"的一种，因其导致的腹痛令人难忍、缩脚，故而民间又称之为"吊脚痧"。医者章楠在《医门棒喝》中将古典霍乱对应为"霍乱转筋"，对其的认识和治疗原则也与"霍乱转筋"一致，其云："若近俗所称吊脚痧者，即古书所谓霍乱转筋也。转筋入腹者，死因邪入脏，由肝传脾，木克土为贼邪，肝主筋，脾位于腹，故转筋入腹则死。"岭南是古典霍乱输入后受影响较大的地区，多种地方文献对此均有记载，彼时称谓不一，有只称"疫"或"奇疾"者，亦有称"吐泻疫""痧疫""抽筋症""疫痢""痾疫"者。

---

① 现代医学所指的由霍乱弧菌引起的烈性传染病，称为古典霍乱或称真性霍乱。

　　由于古典霍乱在中国的流行，医家对此病的关注和讨论渐多，治法尚未脱离传统中医理论。晚清医家王孟英著《霍乱论》对两种霍乱进行了区分，将输入中国的古典霍乱称为"时行的真性霍乱"，即"热霍乱"，既往流行的为"寻常的吐泻霍乱"，又称"寒霍乱"。他还指出"热霍乱"发病病因有一定的特异性，是一种"臭毒"疫邪，由暑秽蒸淫、饮水恶浊所致，"凡霍乱盛行，多在夏热亢旱酷夏之年，则其证必剧……迫一朝卒发，渐至阖户沿村，风行似疫"，总结了古典霍乱的流行性与危害性。而"寒霍乱"则一般是六气为病，由于"坐卧风凉，起居任意，冰瓜水果，恣食为常"，阴阳二气乱于肠胃导致。王氏进一步阐发"热霍乱"的病机为"邪自口入，直趋中焦，有所留着，脾胃升降之机受阻"。针对"热霍乱"的病因病机，王氏提出在流行之时的"守险"之法：疏通河道、洁净水源为守险"上策"——"平日即宜留意，或疏浚河道，毋使积污，或广凿井泉，毋使饮浊"，还提倡使用白矾、雄精、降香、菖蒲等置于水中去秽解浊；其次要审慎卜居——"住房不论大小，必要开爽通气，扫除洁净。设不得已而居市廛湫隘之区，亦可以人工斡旋几分，稍留余地，以为活路"；此外主张节制饮食、注重饮食调护——"但择轻清平淡者而食之"，姜辛温，糖助湿，酒资火，米汤闭气，均宜摒绝。对于霍乱的诊治，王孟英主张通过辨别排泄物、转筋、舌脉，及口渴与否来区分属寒属热。在治疗上主张驱除病邪，恢复脾胃升降功能：舒展气机，宣化湿浊，则邪气消弭，清升浊降。治疗热霍乱，创燃照汤、连朴饮，善用轻清流动之品，以蚕砂为霍乱主药。

　　至光绪年间，医者强调气候、地理环境对发病的重要影响，如徐士銮《医方丛话》认为,南方的"地卑气薄"是其地多发"吐泻"痧症的重要原因,指出古典霍乱易发于地窄人稠地域及其"生死瞬间""互相传染"的特质。

清中晚期的古典霍乱大流行不仅触动了医者医论的变化,其带来的大量人口死亡使普通民众常以"灾异""鬼神"等论之。如:道光二年(1822年)浙江永嘉霍乱流行,"民间盛传鸡膀生爪,三爪可食,四五爪不可食,食之杀人"。咸丰四年(1854年)秋,浙江临海海溢,黄岩、太平等县死数万人,有"巨鱼"等海物自海门入内港,"人多脔而食之,灾后未几,遽发大疫",此病"即所谓吊脚痧者,朝发夕死,不可救药,甚有合门递染,后先骈死,人为尸秽"。同治元年(1862年),太平天国战乱区苏州夏秋之间大疫,"贼禁食西瓜",原因在于"忠酋书记某食西瓜后染瘟疫死,故禁食之"。自古典霍乱流行以来,中国从上至下都陷入被霍乱支配的恐慌:对于统治者而言,时疫所伴发的社会问题往往引发社会革命和动荡的出现,促使统治者对新病要有足够的重视;对于普通民众而言,需要付出生命的代价来换取流行病学认识的不断进步。但是医学发展的迟滞限制了人们对致病原因的认识,使得这种认识在相当长一段时间内只能在经验试错中不断调整和摸索进行,治疗上难有突破性的方法,防疫手段更是多停留在物理阻隔的水平。1883年,在显微镜和解剖术的佐助下,科赫(Koch)发现霍乱弧菌是霍乱发生的致病因子。这一学说大致在19世纪80年代传入中国,至19世纪90年代,国内报纸已将此学说广而告之:"此乃一种能传染之新症，传染之故，大概系医士高坚①所查之虫。初患是症，一起便吐泻交作。吐泻之汁，白如米泔，且有大痛，筋肉抽搐，甚至神厥，昏迷不知。"此处所说之"虫"就是霍乱弧菌，时人形容："一种毒虫，其平常形状略如曲棒，或如西字爱司，其图如'S'，泻出之白米泔内，满含此种毒虫。"但我们要认识到，尽管相关知识已经传入中国，但民众尚未能普遍接受，中国医师的治则治法亦遵循传统。

（二）近代西方医学视域下的霍乱

Cholera，中文译作"霍乱"，如前所述，其与传统中医典籍中最初记载的"霍乱"不是一种疾病。这一单词来自 choler（胆汁），在体液学说盛行时，霍乱往往被认为和消化道疾病相关。在欧洲人看来，霍乱的恐怖不亚于鼠疫，因为鼠疫尚且有疫鼠死亡为前兆，而霍乱的暴发毫无征兆，病人表现为不可控制的上吐下泻，肌肉痉挛，面容憔悴，甚者皮肤呈现灰蓝色，因此这种病又被称为"蓝死病"。由于病人迅速脱水，病程进展十分迅速，血压会出现突然的下降进而导致休克，严重者在数个小时内便会虚脱而亡，死状惨烈更不体面，也由此引发社会的恐慌。

霍乱的最初发源地可能是印度。1817 年印度暴发了严重霍乱，被认为是历史上第一次霍乱大暴发，两名东印度公司的医生称这场疫病是"现代以来印度发生的最可怕的致死性疾病"。据不完全统计，1817—1832 年间，霍乱在印度造成了几百万人的死亡，其中孟加拉疫情最为严重。在 19 世纪 30 年代早期，许多欧洲人认为霍乱

_____

① 高坚，即科赫。

来自印度，甚至从更广泛的意义上来说，来自亚洲。这是一种带有种族偏见的观点。1833 年，一位将霍乱看作来自印度入侵的法国作家写道："有理由相信，如果恒河两岸的居民有幸生活在民主政府的统治之下，他们一定可以控制疫病。疫病是由于恒河排出带病的有毒河水污染其他国家导致的。"但随后的历史证明，即便是早一步进入近代工业化发展的英国，在面对霍乱时也难以有效应对。这场印度的霍乱经俄国传入英国后，很快造成了全国性的恐慌，"它适应了各种气候，跨越了种种天然屏障，征服了每一个民族"，使英国人和其他西方人在文化和种族上的优越感顿失。恐慌也引发了关于霍乱病因的讨论。由于霍乱影响之处并非人人都同样得病，为什么有人感染而其他人不会感染呢？一部分人秉持"瘴气"理论，认为霍乱是由瘴气导致的，如天花和鼠疫一样，甚至将霍乱视作这两种疾病的结合体；另一部分人支持新兴的传染学说，赞同施行隔离。事实证明，依靠抗击鼠疫的经验来防治霍乱并不见效，这也说明了这种疾病不像鼠疫那样在人与人之间传播。人们开始注意到霍乱与贫穷二者的关联，生活在糟糕居住环境中的人往往更易罹患霍乱。威廉·法尔（上文述及）的发现，也证实了环境与霍乱发生存在密切关联。这种观点开始在英国广泛传播，1848 年，英国颁布《公共卫生法案》标志着公共卫生运动达到高潮，并开展了一系列改善城市环境、修建排水系统的工作。在这项工作如火如荼开展的同时，流行病学家约翰·斯诺对霍乱的考察也有了新的发现。在 1848 年另一场霍乱大流行期间，他提出霍乱患者的粪便污染了水源可能是此病传播的关键，并就此撰写了《霍乱传播途径探讨》一文。在 1854 年发生的又一场霍乱流行中，斯诺有机会进一步证实这个想法，他画出了疫情最严重区域苏荷区的所有病例的分布图，并分析患者饮用的水来自何处，当截断疑似水源后，病例果然减少了。这说明斯诺的猜想是正确的。循着这条思路，1883 年，第五次霍乱流行期间，发生了改变霍乱病因认知的一件划时代的大事，罗伯特·科赫在被霍乱患者污染的水中，发现了形似逗号的霍乱弧菌，得出了霍乱就是由霍乱弧菌引发的结论。由此，也彻底打破了此前始终风靡的"瘴气学说"。科赫的观点很快也在 1892 年德国汉堡的一场霍乱疫情中得到了证实。

但是，霍乱弧菌的发现仍旧没有改变西方世界对东方的偏见。1892 年，一位作家在《印度时报》上发表文章，他说："欧洲的真正威胁来自朝圣地麦加、阿拉伯人聚居区、卡尔巴拉、大马士革、耶路撒冷、波斯的不同城市以及朝圣者的碰头地点……因为苦修而身体虚弱的朝圣者成了病菌的目标，而朝圣地肮脏的环境和卫生政策缺乏或者说有效卫生政策的缺位促进了疾病的传播。"随着全球化进程的加深，东西方之间往来频繁，而与西方国家已在病菌研究和公共卫生上领先相反的是，印度、中国等东方国家尚未开始近代化。在快速现代化的欧洲，霍乱逐渐变得少见，而在东方却流行传播得更加频繁。

据历史学家统计，至今为止，人类世界共有过七次霍乱大暴发。第一次源于 1817 年的印度孟加拉，持续至 1824 年，影响波及印度、东南亚、中国、日本、中东地区和俄罗斯南部。第二次从 1827 年至 1835 年，欧洲和美国未能幸免。第三次从 1839 年至 1856 年，在此期间霍乱首次传至南美以及北非的大部分地区。第四次从 1863 年至 1875 年，霍乱的版图进一步扩张至撒哈拉以南的非洲地区。第五次从 1881 年至 1896 年，第六次从 1899 年至 1923 年，霍乱席卷大半个地球，以埃及、阿拉伯半岛、波斯、印度、菲律宾的疫情最为严重。第七次开始于 1961 年，延续至今，在世界多地均有暴发。只是由于近年来管控得力，并未对我国造成太大威胁。从霍乱暴发史来看，其传播流行伴随着人类社会的现代化进程，也正是由于人类社会交往愈加频繁，交通便利，使得控制霍乱疫情成为普世的难题。

近代西医防治霍乱的办法，除了保持公共卫生、预防水源污染之外，在用药上往往采取对症治疗的办法。按病程发展，分为前兆性下痢期、吐泻期、虚脱期，每个阶段采取不同药剂与治疗策略。前兆性下痢期首先让患者绝对安静，再用温湿布包裹其腹部，内服鸦片酒，每次五滴；吐泻期以高锰酸钾解毒剂为主，以鸦片等镇静剂及单宁酸百分之一水溶液灌肠以作收敛之用，辅助治疗；虚脱期患者吐泻不断，体内水分缺乏，须以盐水注射补给水分，亦有主张使用葡萄糖液的。

二、海关医员对霍乱的观察与治疗

古典霍乱自嘉道之际传入，在中国发生了数次大流行。传播路径主要为"海运—沿海港口—水陆交通线—内地"，其中华南地区港口受波及最深。一般而言，霍乱在地理分布上常以沿江、沿海港口或市镇为主，在少数非沿海城镇中，也以距离江河出海口不远的所谓"咸淡水交界地区"发病为多；而在沿海地区流行中，平原地区发病率高于半山区，半山区发病率高于山区。清代霍乱有四次大流行，时间分别是 1820—1822 年、1862—1864 年、1888—1895 年和 1902 年。

1820 年 6—7 月间，广东潮州海阳即出现霍乱流行，"其症之初起云自暹罗海船来"。随后传至广州、连州等沿海港口地带，流行时间自秋至冬。1821 年 3 月，霍乱疫情传入广东阳江，但局限于沿海一带。1877 年后，霍乱在广东频发。李永宸、赖文统计出 1820 年—1911 年岭南地区有记录的霍乱流行共 34 年次、68 县次。海运大港是霍乱流行集中之地，依次为：以广州、澳门、香港为代表的珠江口地区，以澄海为代表的汕头港地区，以琼山为代表的海口港地区，及以合浦为代表的北海港地区。海关医员驻守广东海关时，对辖区内霍乱的流行与治疗亦有较为详细的记述。

（一）汕头（潮海关）

海关医员亨利·莱恩记录了其在 1877 年 10—11 月间诊治一名霍乱患者的经历：

"有一例 8 岁小孩患霍乱最后丧命。她发病后 5 个小时我见到了她，不久她就陷入危急。她没有很多呕吐，但持续排米泔水样便（rice-water stools）。她的皮肤和呼吸很冷，舌下体温只有 96 华氏度。我立马把她裹在毯子里，并烧热水给她。裹毯子是由 Dr. Stokes 提出并实践的，在 1866 年爱尔兰霍乱大流行中体现了很多治疗优势。当她想喝水的时候，给她充分稀释的碱液和苏打水，她很快恢复了体温，我以为她快要好了，但很快她又陷入第二次危急，在发病30小时后就死了。这是唯一一例在外国人中发生的霍乱病例，尽管在十月间附近的中国人有霍乱腹泻大流行，出现了很多死亡病例。在外国人中，十月初腹泻是十分流行的，尽管少部分很严重需要很多治疗，但表中记录的病例全是严重的并伴有发热和内循环紊乱。在居民中有一例痢疾濒死，出现在西贡（Saigon），是一个初次来中国的老妇人，自从来后已患病三个月了。她最后死于全身衰竭。在我记录这例病例之前，这里痢疾的发生已经非常罕见了。"

1889年亨利·莱恩医生在汕头任职海关医员时记录了当地居民对"霍乱"病的认知：

> "在过去的九个月里，当地没有发生一例霍乱病例，这让他们非常吃惊，因为他们认为霍乱几乎总是伴随着异常的大雨。在这里的一个地区，霍乱被称为'大水'（即'食物'）病。春季和初夏的雨水过多。在2月、3月和4月，轻微的疾病相当普遍。在此期间有6例急性扁桃体炎；其中五起发生在Kakchio（礐石），一个严重的病例是一名到港口的访客，他在抵达三天后发病。这后一种情况，加上在这样一个小社区里发生的另外五件病例，促使我去寻找一些当地的根源。但是除了当时盛行的潮湿多雾的天气外，什么也找不到。"

1891年7—9月，汕头关附近中国人社区发生霍乱流行，海关医员亨利·莱恩记载：

"在疫情暴发的前几周，死亡往往发生在几个小时内，我收到了许多关于几分钟内死亡和有人倒下死亡的报告。但是发展到最后，这些病例的严重程度要轻得多，显然是通过药物治愈的。在霍乱季节，许多腹泻病例正在接受治疗。海员医院收治了两例从轮船上下来的霍乱病例，两人都康复了。"

1901—1902年间，霍乱又再次在汕头流行，与中国人认识相左的是，这次霍乱并非发生于充沛的雨季，而是在严重干旱之后，与鼠疫同时暴发，危害甚大。海关医员亨利·莱恩记录：

"1901年9月到1902年发生了一场漫长而灾难性的干旱，并持续了很长时间。1901年的总降雨量是61.06英寸，在任何一年里都达到了平均降雨量，但在一年中的几个月里分布很糟糕。在干旱时期，即从九月到四月的八个月里，总降雨量为7.26英寸。在7.26英寸中，4月份下降了3.0英寸；因此，从1902年9月1日到3月3日的7个月里，降雨量只有4.17英寸。在1900—1901年相应的8个月，降水量为27.07英寸；1899—1900年，25.39英寸；1898—1899年，26.62英寸。

干旱的影响体现在大米歉收和价格上涨，以及所有食品价格普遍（在某些情况下）地大幅上涨。当地大米一度脱销，芜湖大米每袋15斤卖88元；三年前，相同重量的本地产品是每袋6.5美元，芜湖大米是5.5美元；本报告撰写时的价格分别为6美元和5美元，由于进口红薯质量好，且数量异常多，一度每90斤卖1元，一般的售价为这个价钱大约是20斤。……

为了生活而寻找各种办法求得水源的情况不断地增加，尤其为了优质水源用来烹饪，导致消耗了更多更劣质的水源。从而导致人口的总体生命力降低和疾病的出现。几个月来，成千上万的人用咸水煮米饭。汕头港的平均水价为每船两桶水20元左右；在干旱期间，它上升到1000元，然而购买的水是有咸味的。优质的水在小屋里有少量出售，用来泡茶，也有少数定期从港口南侧的水井和水库供应的水可以买到，这些水并非完全没有供应。

中国的城市、城镇和乡村总是有利于疾病的传播，因为那里总是令人绝望的拥挤、贫穷和肮脏；难怪今年又有成千上万的人死于瘟疫和霍乱。早在3月，鼠疫和霍乱就开始在该地区的部分地区流行起来。在拥有32万人口的潮州府，据报有18000人死于上述疾病；有几天，这一数字接近于1000人/天，有一天据报道已经超过了这个数字。瘟疫和霍乱在3月同时出现在潮州府，并在5月中旬成为流行病。

外国人和当地人对这个城市的人口总数有不同的看法，我听说过20万，最高的100万，最普通的60万。我所采用的估计，是我认为最有可能的，因为它是基于为征收房产税而进行的人口普查。

拥有12万人口的潮阳再次遭受了严重打击——比往年更为严重。所有能离开小镇的人都离开了：许多人找到了去汕头的路，许多人在山上露营。据估计，自从鼠疫第一次到潮阳以来，已造成3万人死亡；在这一数字中，今年有14000人，但这一时期的数字包括了霍乱和鼠疫造成的死亡。一位居住在揭阳的外国人写道："揭阳城内城外的人口大约有10万，城内约7万人，城外约3万人。最后，有人告诉我，有4000到5000口棺材被抬出了城。在他们最后的日子里，瘟疫和霍乱肆虐。可以毫不夸张地说，城内和城外有6000人死亡，在与揭阳地区有关的2000个村庄中，死亡人数即使不是更多，也是同样多。"

一位居住在黄冈① （Ungkung） 的外国人在文中写道：

"当地人声称黄冈城内和城外有10万人；尽管一个外国人不能很好地估计中国城市的人口，但我认为7.5万人更接近正确。

当地人说去年夏天大约有1000人死于霍乱。周围所有村庄的霍乱都比这里严重。在约有40000人口的潮安市，据说有5000人死亡。今年黄冈没有发生鼠疫，而当地人说去年有1万人死于鼠疫。当然，在陶工田（potter field）里有大约5000具尸体，但那些被埋在其他地方的尸体就更难估计了。我问过黄冈的所有地方，成百上千的人，他们无一例外地说，自从去年瘟疫结束后，他们不记得见过老鼠。瘟疫似乎彻底消灭了老鼠，但也杀死了当地居民；因此，我得出了一个初步的结论：没有老鼠就没有瘟疫。当地人说黄冈有2万人口，那里的瘟疫和霍乱极其致命。一开始，大约1000人死于鼠疫，然后霍乱暴发，加剧了鼠疫，又有1000人死亡。一些死者被埋葬在一口大井附

---

① 黄冈镇，隶属广东省饶平县。

近，这口井属于一个大约有 5000 居民的村庄。这口井的直径约为 12 英尺，整个社区都在使用。在初夏的雨季里，该村有 300 人死于瘟疫。最后，当人们看到生活在井里的龟正仰面旋转死去时，他们断定这水是被新坟墓感染的；于是他们不再用水，瘟疫也就止住了。中国棺材通常用油灰密封，几乎防水和防空气，我询问了那里使用的那些棺材，得知由于常规棺材的稀缺和缺乏购买它们的能力，许多死者埋葬在临时的盒子和板条箱里。"

（二）广州（粤海关）

凌兰（B. Stewart Ringer）医生记载 1901 年 9 月至 1902 年 3 月间在广州流行的霍乱：

"这 6 个月中，发生了大量严重的疾病，外籍社区中因各种原因造成的死亡率不寻常。冬季的特点是天气寒冷的时间很短，而炎热的季节一直持续到 11 月。1902 年的春天以持续的干旱而闻名，这导致了乡村地区的干旱，使得土地耕作变得不可行，水供应短缺，疾病在当地人中流行。城市的沟渠和排水沟变得堵塞，充满了腐烂的垃圾，水井有毒得无法形容。因此，一种非常严重的肠道疾病在广州及其周边地区的华人居民中暴发也就不足为奇了。很快我们就发现，我们正处于一场严重的亚洲霍乱流行之中。这种类型是最致命的，那些被感染的人在几个小时内就会死于这种疾病；的确，在得到任何及时的援助之前，病人已经毫无希望了。香港的水供应极其匮乏，而广东人通常依靠香港来供应这种重要的商品，但却无法满足他们的需求。

这场霍乱于1月在中国人中流行，2月26日突然在外国人中暴发，一名健康的年轻英国人成为霍乱的受害者，尽管在发病初期就进行了大力治疗，但他仍在24小时内死亡。在这个病例中，这些症状被追溯到大量食用水果——香蕉和橙子——饭后，接着从靠近排水管的一口中国井里喝了一大口水。这是一系列外国人死亡病例中的第一例，总共有7例。在常规治疗下，有几例病人恢复得很好。随着疫情开始消退，一些严重的霍乱腹泻病例逐渐恢复。

帝国海关的户外工作人员分散在流行病流行的湖南岛，许多住宅是很不卫生的，周围有堵塞的下水道、死水池，流速缓慢的小溪流淌着腐烂的物质和有毒的井水。在这种情况下，到处都有中国人死亡，三名工作人员已经死于这种疾病，其他居民认为采取一些积极的措施来降低危险是明智的。因此，很快就在离海岸不远的地方，泊了一排大房子船，船上有一装备精良的、由一名称职的欧洲人负责的厨房、一艘舒适的餐船和几艘私人厕所用的小艇。在全体工作人员中分发了印有明确说明的关于个人卫生事项的特别印制的规章制度、所采用的饮食说明、为防止疾病传播而必须遵守的各种预防措施，以及一些有明确说明的药品，它们被放在有医疗知识的人手中，随时可以使用。医务干事经常在不同时间访问所有船只；就这样，一度威胁人们的疫病终于结束了，人们又恢复了健康和信心。

当时有大量腹泻病例就诊，引起了人们极大的焦虑，但治疗结果令人满意。有几例痢疾患者，其中一例继发肝脓肿，在香港政府市民医院手术成功，痊愈。发生3例伤寒，均无死亡病例。其中2名是帝国海关的工作人员；在确诊后，两人立即被送往香港市民医院。他们一直待在那里直到康复。"

（三）澳门（拱北关）

戈梅斯·达·席尔瓦（Gomes Da Silva）医生记录：

"自1895年以来，葡萄牙的澳门半岛每年春天都会受到鼠疫的侵袭，今年几乎实现完全免疫，因为只有两例鼠疫病例，发生在3月份。然而除了这种对黑死病的免疫力外，葡萄牙在澳门的殖民地以及整个海关区，都清楚地表明，霍乱可以在那里找到一个很好的发展领域，因为霍乱首先是非常温和的，平均每天造成一人死亡，在3月和4月，然后在5月底左右加剧，一直持续到6月中旬，平均每天造成21人死亡。……今年的霍乱死亡率曲线与以前的瘟疫死亡率曲线非常相似。因此，只需查看本报告所附的图表，就可以确定，除了春季瘟疫和夏季霍乱的季节外，1895年和1898年瘟疫和1902年霍乱暴发造成的每日死亡率曲线基本相同。这种情况自然会让人想到，在澳门，霍乱已经取代了鼠疫。然而，鉴于鼠疫和霍乱的相容性不仅在香港和广州得到了很好的证明，而且在塔伊帕和科隆的舰队中也得到了很好的证明，所以这一想法是站不住脚的。

3月5日，一名水手从中国的"王乐号"驳船上下来，被送往澳门中文医院，在那里他在接受治疗后几个小时死亡。该病的症状和面部特征足以使该病例立即被医务室主任诊断为霍乱，他匆忙打电话给我。由于采取了所有的预防措施，船只立即离开港口，这一事件没有立即引发任何后果。12日，另一例患者在中国医院接受治疗，症状和结局相同。他是一个失业的中国人，前天离开广州，想逃离霍乱疫情，到澳门找工作。他已经腹泻了，在家里的人看到了这一点，他被送到医院，虽然很及时，但他已经出现了呕吐、抽筋和晚期腹部症状。这所房子被隔离和消毒，病人的同居者和邻居受到警察的监视。除了一名海上警察外，其他人都采取了这些预防措施。这是一名欧洲人，但从霍乱腹泻的第二天起没有注意到这一点，直到3月1日才入院。不幸的是，在同月31日，他死于脑性贫血。这是澳门发生的第一例霍乱病例。其他病例随后出现，大约在5月的第二个星期，当疫情仍在缓慢蔓延时，霍乱突然在圣婴院暴发，就像1897年瘟疫在那里暴发一样。

今天，5月11日，3名8—11岁的儿童和2名16—18岁的女孩被带到欧洲医院，病因不明。五个人都在几个小时到三天之间死亡。第二天，4名儿童和1名16岁女孩也同样发病，并被送往医院。他们都得救了。13日，又有3名儿童和2名女孩，加上一个女孩和一个孩子；在14日、17日又有一个女孩；21日有一个孩子；22日有一个女孩；最后23日有一个孩子。共有1名欧洲人、6名欧亚大陆人和13名中国人丧生，其中包括欧洲人、2名欧亚大陆人和7名中国人。从5月12日起，修女和孩子们就离开了修道院，就像他们在1897年被迫离开修道院一样。

对士兵来说，情况大不相同。一旦发现腹泻，无论是先兆性的还是特异性的，都会尽一切努力让士兵远离霍乱的诱因。因此，他们被命令保护他们的下属不使用未煮沸的水，并在他们被命令服务时向他们提供茶或酸性水。士兵嘲笑一到集市就得到的茶、开水和酸水，他们更喜欢井水，因为觉得井水更新鲜、更美味。第二天"毒素"就起作用了。他们中的一些人看到腹泻持续了两三天，就向医生求助，医生把他们送到医院。另一些人则不注意，因为"只是水，不会弄脏肚子"，所以有必要在军营里安排军事护士来监测粪便。尽管如此，不幸的人还是设法逃避任何形式的监视；这些人直到出现呕吐、抽筋，甚至发绀后才被送到医院。这就是为什么欧洲驻军和警察部队成为受害者。

......

在疫情期间，有两家医院接受霍乱治疗，澳门的一家医院被称为'鼠疫医院'，中国澳门医院附属的拉帕医院。受霍乱影响最严重的地区是沿海地区——Bazarinho、Bazar、Patane、Sankiu、Sakom、右岸村庄（Lappa）以及 Tankas 和 Sampanes 的流动人口。除此之外，该市的内陆和周边地区几乎没有受到任何影响——793 人中有 33 人死亡——该市还有 28 人死亡，因为在 Lontinchin 和 Mom Ha 村，只有 5 人死于霍乱。"

戈梅斯·达·席尔瓦（Gomes Da Silva）在观察澳门霍乱发病情况和总结规律的基础上，提出一个测算霍乱流行值的计算公式：$M = X \times I \times E$，M 的值随着 X、I 或 E 的值而增加和减少，如果其中一个值变为 0，则 M 的值将减少到 0。戈梅斯·达·席尔瓦（Gomes Da Silva）认为，感染鼠疫的患者更容易染上霍乱，提出"如果对鼠疫患者，特别是胆汁患者的粪便进行彻底的消毒，人们希望通过这种方式，X 的值将大大降低，如果不是完全消除的话。另一方面，由于水是霍乱的媒介，如果我们能够避免受细菌污染的水，或者用热摧毁所有的疾病，我们就有可能将 X 值降低到 0"。

第四节　中西医对鼠疫的认知与治疗

鼠疫是一种古老的疾病，在人类发展史上造成的数次大流行、大伤亡中，西方以不同的方式应对鼠疫，中、西医对鼠疫疫病因病机和诊治思路也各不相同。

一、中、西医学视域下的鼠疫

（一）中医学视域下的鼠疫

与霍乱不同，《黄帝内经》等中医古籍并未出现过"鼠疫"之名。从症状描述来看，巢元方《诸病源候论》中所称"恶核"与之较为接近，其云："恶核者，内里忽有核累累如梅李，小如豆粒，皮肉燎痛，左右走身中……不即治，毒入腹，烦闷恶寒，即杀人……《千金方》且言此病：‘多起岭表，中土少有。’”患者有发热恶寒的症状，巢氏认为此病多因风热毒邪搏于血气，复为风寒乘袭所致。而“岭表”一词则表明中国鼠疫的来源可能循海路而来，与岭南地区频繁对外往来有密切关系。清代岭南民间将此病称为“鼠病”，因发作时如瘰疬“累累如串珠”，而鼠多先死。此病又有“疫核”“核症”①“标蛇”等名。医家李守中著有《时疫核标蛇症治法》一书（现存版本为 1909 年广州十七甫澄天阁石印本）。书中认为，核症与标蛇症的病因为“固因感天地不正之气而成，然必由平日，喜食热毒肥腻煎炒而致，盖食之日久，热度结于脏腑，一感天地邪气，则里应外合而发矣……况粤中之水土，其热过于他省耶。而油炸之物，粤人最喜食之，故病不发则已，发则多难治”。是对鼠疫病因学说的一个新发明。“标蛇”是南方民间对一种痧证的俗称，因此病的诊断方法是用右手中指指背用力划刮患者背部或者胸部肌肤，出现蛇状紫黑色粗线者即为“标蛇痧”；岭南地区也把以淋巴结肿大为临床表现的急性病统称为“标蛇（症）”，“屈食指之节令成角，在横骨下用力划之，有肉一条应手标②起，故名标蛇”。近代报纸《申报》在有关广东鼠疫疫情的报道中谈道：“当疫症初起时，身上生一恶核，大如青梅，小如绿豆……此名标蛇症。”“所染之症皆系两腿夹缝或两腋底或颈际起一毒核，初时只如蚊虫所噬，转瞬即寒热交作，红肿异常，旋起有黑气一条，蜿蜒至要害处，随即夭亡。”这都说明当

---

① 因以淋巴结肿大为主要症状，故多以“核”名之。
② “标”在粤方言中指凸起、突出。

时"标蛇"一名已是民间指称鼠疫常用之词。

民间又有呼"鼠疫"为"疙瘩瘟"者，如吴有性《温疫论》称："病遍于一方，延门阖户，众人相同。缓者朝发夕死，即者顷刻而亡。"林庆铨《时疫辨》卷三"瓜瓤瘟"条目下注云："此证与疙瘩病相同，治亦相同，近来呼为标蛇者即此。""疙瘩瘟，即今之鼠疫也。"《杂病源流犀烛·瘟疫源流》云："瓜瓤瘟，胸高胁起，呕血如汁是也。"此类同肺鼠疫症状。

在云南等西南地区，"核"又称作"痒子"，鼠疫又有"痒子症"之别名。如清人笔记《荏浦闲谈》记载："雍正十一年（1733）昆明痒子症大作，族中某户有二十五丁口，七日内即死去三之二。"痒子症发病时，人突然头痛、发热、恶寒、身痛，与感受风寒极似，但胸中烦热如火烧，口渴、尿黄，随即在腋下或膝下或腹股沟出现硬核，是名"痒子"，初期极痛，而后逐渐长大，或大若核桃，严重者人随即陷入昏迷，一天之内就会毙命。"痒子症"在云南流行期间，又有一种"红痰症"杂于其间，主要症状是突然口干舌燥、浑身烧热，胸中有如火炽，肺上作咳，咳则有痰，痰作粉红色，故有此名。"红痰症"病因不明，但当与鼠疫有密切关联。

清以降，鼠疫在中国南方流行频繁。1894 年，广州、香港暴发了鼠疫大流行，并经香港传播到多个国家，引发了第三次世界性的鼠疫大流行。关于鼠疫在近代中国的发生与流行，伍连德较早作了考察，认为 19 世纪末"广州、香港先期之疫，系由西方之云南所侵入，固无疑义……如有海道传至广州，则香港与北海距离较近，且有直接之交通，而暴发之见，且较广州迟二月，实可异也"。而后，广东医史学家冼维逊提出广州鼠疫的三条可能路径：一为从广西梧州沿西江传入广州，一为从南路逐渐往东传入广州，一为从南路经水道传至香港再由香港传入广州。伍、冼二人均以陆路传播为穗港鼠疫流行的主要通路。近年来，李永宸、赖文等学者通过多方考察广东地方志及中外相关文献，重新研究、梳理了19世纪后半叶广州鼠疫的传入路线，认为早在1879年的广州及珠江口部分地区就已出现鼠疫局部流行，地方文献反映出19世纪末鼠疫从广西东部沿西江流域传入或从广东省西南部廉、雷、高州疫区经陆路渐次传入广州的迹象，因而海路传入的可能性很大。广州西南部的主要港口北海（今属广西）地处疫区，是广西、云南客、货运输的海路集散地，该埠早在1867年已发生鼠疫，是广东最早被传入鼠疫的地区之一。北海与广州之间辟有航线，其客、货运舶有可能把鼠疫疫源直接带入广州，因此，鼠疫很有可能是通过海路传入。

赖文曾对1894年广州鼠疫的流行情况和地理分布做了考察，归纳出3个分布特点：①大流行最早出现在城南玉带河（护城河）附近回民聚居的南胜里，紧接着在城东的北横街和西关连登巷出现，然后在西关和老城区内蔓延。6月中旬开始向四乡扩散，7月中旬以后渐以四乡的疫情为主。②旧城区的病例主要沿环城的玉带河分布，而以城南南胜里邻近地区为多，如八旗驻地、运署（盐运司）、南海县衙、南海学宫、归德门等地，其中前三处尤为严重。其他病例分布的地点多位于玉带河边的城门出入口，如正东门的北横街、小北门、西北的出口"西关第一津"、正西门。当时广州的玉带河是与珠江相通可行船运的运输通道，这种地区分布提示疫情很可能是沿水路从南胜里向外扩散的。③西关地区病例分布最多、最密集。广州西关地区包括十八甫、宝华街住宅区、上下西关涌间住宅区、十三行和沙面等地，人烟稠密，且是广州织造业和商业中心。鼠疫在"西关传染几遍"。

岭南地区对于鼠疫的治疗，大致可以分为专业疗法与民间疗法两类。前者代表是一些专事鼠疫研究的医家。同治年间广东医家吴宣崇（字存甫）经历了鼠疫从安南延及广西，又至雷廉沿海城市、吴川附城的暴发流行。"疫将作则鼠先死，人感疫气，辄起瘰疬，缓者三五日死，急者顷刻……得生者，十仅一二。"于是其收集自"同治五年至光绪初年，高、廉、雷、琼以及广西、安南等处医核验方"凡七种，著成《治鼠疫法》一书，开中医鼠疫专书之先声。本书内容包括鼠疫源起、避法、医法，记述了当时鼠疫流行期间的种种现象和避疫方法。1891 年，岭南医家罗汝兰在阅读吴氏著作的基础上，明确指出此病与老鼠有密切关系，又借鉴王清任以解毒活血汤治疗吐泻转筋时疫的经验，形成以治血为特色学术思想的治鼠疫方药，著成《鼠疫汇编》一书，书中较《治鼠疫法》更为详细地描述了鼠疫的各种症状及治法方药，成为岭南系统治疗鼠疫的经典专著。此后又涌现一批治疗鼠疫的著作，如黎佩兰《时症良方释疑》（1901 年），郑肖岩《鼠疫约编》（1902 年），郁闻尧、丁福保、杨心梅合编《鼠疫良方汇编》（1910 年），余伯陶《鼠疫抉微》（1910 年），陆晋笙《鼠疫节要》（1921 年）等，均在此书基础上增删而成。关于鼠疫病因病机的认识，多从"风"言之。因鼠疫病理变化迅速，类似风有风行、善行套变的特性，因此腺鼠疫又称"风毒"；

常见发热汗出，从"风性疏泄"论，病机亦常归于"风"。1894 年穗港鼠疫大流行之际，广州爱育善堂主持者陈兆祥迅速翻刻了吴氏与罗氏的著作，或许由于种种原因，传播并不广泛，书中的治法没能在广州得到应用。

传播更广泛的治法是一些民间单方验方及江湖散医、游医的治疗办法。这些单方验方往往由几种具有清热解毒、活血凉血功效的本地草药组成，如一味名为"蛤屎屈"的草药，据说能"生肌，止血，治痢疾发狂，治外科最效"，常为治鼠疫所用。又如《崖州志·卷二十二》记载一服简便药方，组成为："绿豆一大杯、丹竹茹三钱、柴胡二钱、葛根二钱、生地五钱、红花五六朵、坡雪麻一名地棉、一名坡银麻，叶梗均可用、红蛤屎屌叶一名红毛粪箕臼、一名红丝线，俱一撮，红花、红蛤屎屌叶，有一已可，如无，加桃仁八钱，打碎、红花五钱，要连服多服，以愈为度，热甚渴甚，加下生药三味，核多加红花俱各一撮。"丰富多样的外治法也是岭南民间常用办法之一。广东民间流传游医治疗鼠疫的"捉蛇"土法："指血结为标蛇，服食鲜草药，并曲两指，向遍身经穴之处，尽力钳之，谓之捉蛇者。"一些游医采用"打瘰割血①"之术治疗鼠疫，或者"用蓖麻根，捣烂涂于瘰上，野芋头叶盖面，中留一孔，拔毒出气，随热随换，日夜轮流，不使间断；或用拔毒膏，贴瘰亦可，俟其脓成后，拔出疔头"。此外，亦有用石灰、雄黄涂敷鼠疫患者体表肿大的淋巴结以治疗者。《时疫核标蛇症治法》还记载了钳瘰、针刺、拔竹罐、

---

① "割血"则指刮瘰和放瘰。

放血、药物外敷等许多外治法与方药。为何外治法较方药更受到民众青睐呢？从《时疫核标蛇症治法》序中的这段话或可看出端倪："近年时疫核症为多，初起时不甚辛苦……及其发作，则势甚危急，欲觅医士，未得其人而病者已逝。或虽延医，药未服而症已变。盖购药而煎，多延时刻……若用外治，则法捷而效速，且鲜误治之弊，再服内症之药，则病易除。"

（二）近代西方医学视域下的鼠疫

鼠疫这种古老的传染病曾在人类历史上出现过三次大流行。第一次鼠疫大流行又称为查士丁尼大鼠疫，于6世纪中叶开始至8世纪消失，在欧亚大陆上夺取了上亿条生命；第二次鼠疫大流行从14世纪中叶开始，前后持续约300年，使欧洲大陆丧失了当时1/3到一半的人口；第三次鼠疫大流行从19世纪下半叶开始，至20世纪30年代方销声匿迹，死于鼠疫者多达数千万人。

第一次鼠疫大流行来源于何处，目前还没有确凿的证据，可能起源于中非内陆地区，再通过贸易网络传到拜占庭帝国，也可能起源于亚洲。鼠疫自从出现在人类社会中，便给人类的历史带来了数次深重的阴影，感染鼠疫者出现高热、淋巴结肿大、肺炎和出血倾向，继而可发展为败血症，死亡率高、传染性强，被称作是危害人类最严重的烈性传染病之一。鼠疫所到之处，短期内即造成死伤无数，甚至出现尸体多到人们放弃将死者下葬的惨状，"户户哀嚎，十室九空"。由于鼠疫会引起败血症，出现严重的皮肤黏膜出血、指（趾）端坏死等表现，看上去发紫发黑，因此又得名"黑死病"（black death）。

　　第一次鼠疫留下的史料较少，而关于第二次鼠疫大流行的历史记录十分丰富。自 1347 年鼠疫重回欧洲大陆后，每隔一段时间就会袭击欧洲与伊斯兰诸国，这场鼠疫不是一过性的，而是严重程度、规模和影响范围各异的多次疫情。为何会出现多次疫情？近来有研究发现，中亚气候变迁导致的回暖影响了疫病宿主沙鼠的种群数量，由于沙鼠激增，也带来了更大、更多的传播风险，鼠疫也随着这种传播在欧洲多次流行开来，后又跟随人类交通跨越海洋，达到新的大陆。在第二次大流行期间，鼠疫对欧洲的城市和农村均造成了巨大的破坏性影响，也促使人们思考影响鼠疫发生的关键因素到底是什么？这场疫情究竟是怎样造成的？天意、瘴气、接触传染、个人易感性等病因说众说纷纭，尤其以"环境医学"理论与"瘴气学说"拥趸者尤多。人们相信接触了腐烂动植物释放的毒气（瘴气）就会感染鼠疫，随后这些具有传染性的人会进一步把疾病传给他人。同时由于宗教的影响，人们认为鼠疫的根源在于上帝对人类社会的不满，它来源于上天旨意，降罪于有罪之人、心怀不满之人、放荡之徒和贪吃之人。正如薄伽丘在《十日谈》里所说："（这可能是）上天的惩罚，表明上帝对人类堕落生活方式的义愤。"因此，鼠疫的发生也带上了宗教审判的意味。

　　这种"上帝降罪"的认识也反映出人类社会面对鼠疫流行的束手无策。在《十日谈》这本以作者在佛罗伦萨的亲身经历为基础的小说中写道，在鼠疫发生的短短三个月内，佛罗伦萨遭遇了前所未有的毁灭性打击，"人类的智慧和才智毫无用处""医生和药物都帮不上忙"，估计全城有 10 万人在短时间内被夺去生命。鼠疫在法国流行时，人们因为害怕，"不敢跟任何有去世亲人的人说话……家中如果有一个人去睡，几乎其他所有人都会接二连三地死去"，许多人面临疫病只能选择逃离。为了防治鼠疫，政府下令冲洗城市的下水道和收集垃圾，将可能造成空气污染的腐烂物和感染者运走，禁止鼠疫暴发地的人进入城市，但收效甚微。经过很长时间，鼠疫势头才逐渐减弱，但其对欧洲经济、人口、文化造成了长期影响。

第二次鼠疫大流行的消退，并不意味着人类战胜了它。待时机"成熟"，鼠疫再次对人类社会发起攻击。关于第三次鼠疫流行，较为传统的说法是：鼠疫起始于1855年左右的云南地区，在云南经过长时间的反复流行后经思茅、蒙自等地沿广西百色传入北海、钦州、雷州半岛等沿海城镇，继而于1894年传入广州和香港，再由香港传至世界其他地区，至20世纪30年代达到最高峰，波及亚、欧、美、非等大洲的60多个国家。19世纪50年代，清王朝日渐飘摇，鼠疫在西南边陲开始出现并悄悄夺去了很多人的生命，但由于清廷困于内忧外患而忽略了这一可怕的瘟疫。关于云南鼠疫的来源，难以确考，或许为邻近国家与地区传入。云南当地称此病为"痒子病"，由于造成死伤无数，民间还流传着这样的民谣："东死鼠，西死鼠，人见死鼠如见虎……三人行未十步多，忽死两人横截路……"鼠疫流传到贵州，据《贵州通志》记载："各属城乡士民，患疫之家十居七八，所患之疫，不过吐泻等症，而毙命即在须臾。甚至载插之处，秋成极为丰稔，均因死亡之急症，或谷熟而无人收割，或已割而无人挑运。米粒狼藉，委弃田野，惨不可言。病疫之后，户口愈就凋零。"鼠疫传至穗港后，引起了更为严重的后果。作为当时东西交通的重要港口，香港联系着东亚与欧美诸国往来之经济、人脉。彼时，香港的统治已归港英政府，但港英政府排斥、歧视中国人，将国人赶至狭小居住区，环境恶劣、人烟稠密，这为鼠疫在香港的酝酿和传播埋下了祸根。当鼠疫暴发后，很快在中国人聚居区蔓延，1894年5月15日《申报》一篇报道描述："香港华人，近得一病，时时身上发肿，不一日即毙。其病起于粤省及北海，近始蔓延而至，每日病者约三十人，死至十七八人，说者谓天时亢旱，以致二竖为灾。"据不完全统计，当时香港为躲避鼠疫逃难的人数多达8万余人，1894—1907年鼠疫流行期间病死人数有1.2万余人。而逃离香港的难民又因当时缺乏检疫制度，在不知情的情况下携带病菌至内陆多省，又加剧了内地鼠疫的疫情，其中尤以省城广州为烈，"旬日之间，竟毙百余人，其中幼孩居多，往来行人，恐致传染，咸有戒心，不敢向此乡涉足"。

广州、香港是第三次鼠疫大流行的两大重灾区，两地应对鼠疫的思路与举措大相径庭，对此问题，诸多学者进行了专门研究与深刻讨论。港英政府借鉴英国公共卫生管理办法，整治社区环境；同时，政府向国际社会求助，大批的细菌学家奔赴香港，其中就包括日本的北里柴三郎（Kitasato Shibasaburo）和法国的亚历山大·耶尔森（Alexandre Yersin）。他们通过解剖尸体，发现并成功分离出了鼠疫杆菌（后人称"耶尔辛氏菌"）。1897年，第一支鼠疫疫苗研发成功，鼠疫疫苗的生产与运用使得1897—1925年间鼠疫的致死率降低了50%~85%。1898年，法国科学家席蒙（Paul Louis Simond）在印度孟买首次证明鼠及跳蚤是鼠疫的传播者。从此，人类开始对鼠疫有了真正的认识，逐渐弄清楚了鼠疫的来源和传播方式，开始研究科学的防治措施。继 1894 年鼠疫杆菌发现 16 年后，在中国东北又发生一次严重鼠疫。东北平原广袤，较南方崎岖丘陵的地貌更有利于疾病传播，一时间鼠疫犹如江河决堤，一路南下，整个东三省危在旦夕。在中俄边境的满洲里火车站，有报道描述发病者"忽地倒地如醉人，翻蹼移时，起立如醒，忽又倒地不起……其时寒热大作，脉息跳动急速，呼吸迟慢，肤焦热……其后又变为咳嗽，痰中带血"。卫生学家伍连德负责东北鼠疫的防治，他很快确定了传染源为关内草原上的旱獭，并根据病症细节和流行情况判断这种鼠疫不同于以往的腺鼠疫（以淋巴结肿大为特点，即民间所称"核""瘰子"），而是以肺部与呼吸道症状为典型特征（如咳嗽、剧烈胸痛、咳泡沫粉红色或鲜血痰、呼吸急促或呼吸困难）。据此，伍连德提出这是通过飞沫传播的"肺鼠疫"，并制定封城、隔离、分区管制、火葬患者尸体的措施，设立检疫所，组织防疫队伍，紧急切断各类传染源，最终成功扑灭了疫情。1911 年，在战胜这场鼠疫的基础上，清政府组织召开了万国鼠疫研究会，会上来自 12 个国家的鼠疫专家以东北鼠疫为中心话题进行讨论，形成了重要的学术成果，包括明确了这场鼠疫的疫源地与疫源物、确定染疫房屋的消毒与焚毁原则、确定了国际通用的防疫措施，并介绍了当时世界上最先进的血清疫苗疗法。这场会议的召开，不仅是中国防疫抗疫史上的标志性事件，也意味着人类对鼠疫的认识和研究进一步深入。

二、海关医员对鼠疫的观察与治疗

1867 年后，广东省各地不断暴发鼠疫，首先在西部廉州府的重要港口北海发生，其后隔期发生，1871—1877 年每年春季均有发生。据《合浦县志》记载："同治十二年（1873 年）夏大疫。"说的即是一场大型鼠疫流行病。流行范围超过北海，到达合浦，而后又扩散至钦州、高州、雷州、琼州、廉江等地。1890 年后，广东各地鼠疫不断，多个海关均有相关记载。鼠疫在广东流行时，也正是诸海关医员在中国人数最多的时期，他们从西方医学的角度对广东鼠疫进行审视和治疗。

（一）广州（粤海关）

19 世纪末、20 世纪初，鼠疫在广东省频繁暴发，《海关医报》记载了 1894 年、1899 年、1904 年广州鼠疫的流行。其中尤以 1894 年广州鼠疫为甚，海关医员威尔士（K. F. Wales）和礼呢（A. Rennie）从不同视角对此进行了记载和描述。

威尔士（K. F. Wales）医生记录了他在 1894 年广州沙面地区观察到的鼠疫流行情况：

> "今年发生了可怕的淋巴腺鼠疫。我不会提及它的临床和病理特征，因为那些有特殊观察和研究机会的人经常和充分地讨论这些特征。疫情暴发的第一份通知出现在 3 月 14 日的一份本地报纸上，该报纸说，官员们下令清理街道，因为这种罕见的疾病如此普遍。三月底，一名居住在该市的外国人受到影响。4

月1日以后，当地报纸上经常提到这种疾病。5月份鼠疫最严重。我有充分的证据表明，在中国的第三、第四、第五和第六个月，当地销售的9万副棺材约有75%用于鼠疫病例。到7月底，这种瘟疫在很大程度上已经从这里和香港同时消失，尽管今后几个月可能会出现零星病例。这一巧合是值得注意的，因为在香港采取并实施了最严格的卫生预防措施，而在这里，似乎没有任何手段被用来阻止其传播和进展。在最近一期的英国医学杂志上，鼠疫死亡率高达97%，这可能有点夸张。在9名发病的外国人中（1人在广东，8人在香港），只有两人死亡，其中一人据说不是由瘟疫引起的。我们很难对淋巴腺鼠疫的毒力作出准确的估计。要做到这一点，我们可以将其死亡率（如果可能发现的话）与亚洲霍乱的死亡率或最近发生的亚洲流感大暴发的死亡率进行对比；我们也必须考虑病人的生活习惯和居住环境，如广州和香港穷人必须忍受的巨大的拥挤和困窘，这会影响他们的健康，以至于他们常常发热。但对（拥有更好居住条件的）外国人来说不会致命。认为中国穷人的生活习惯比中国富人更不健康的观点是错误的，他们（富人）完全不知道为了健康而锻炼。因此，难怪像鼠疫这样严重疾病的广泛流行会导致高死亡率使人怀疑。在健康和强壮的人群中，鼠疫的发生是否比我们更熟悉的其他疾病更可怕。鼠疫的一个显著特征是表现出恐慌混合着冷漠。关于神、鬼和外国人的最疯狂的谣言和最荒谬的故事都会被广泛传播。而当一场瘟疫真正发生时，往往会展露出人性的缺点与愚蠢，整个家庭经常会集体逃跑，不留下任何人照顾病人。"

同时，威尔士（K. F. Wales）医生也注意到鼠疫在广东省内的流行并不是普遍性的，而是集中在某几个大型城镇：

> "鼠疫一个地区接一个地区、一条街接一条街地蔓延，而且在任何特定的时间，似乎从未均匀分布过。因此，在疫情初期，该市一条名为 Tin Tong 的街道遭到鼠疫侵袭，直到疫情接近尾声时，许多病例再次暴发，当然，除了佛山（Fatshan）、石歧（Shiklung）、禅城（Chantsun）等大城镇以外的村庄和乡村地区。据了解，除了鼠疫在这些大城镇中蔓延外，广东省的实际情况似乎非常好，没有这种疾病。有关中国可怕疫情的报告四处传播，但这些报告没有得到证实。居住在那里的人说，除了来自香港和广州的逃犯外，很少发生病例。东港德国教会医院的屈内（Kuene）医生说，有 200 多名鼠疫患者从香港来到这里。尽管有这种输入，那个城镇并没有瘟疫暴发，也并没有新的病例。"

另一位海关医员礼呢（Rennie）医生同样对 1894 年的广州鼠疫进行了详细记载，考察了广州鼠疫的传播路线、鼠疫在广州暴发的环境因素、广州人对鼠疫的认知、鼠疫的治疗等方面，可以说是一份详尽的调研报告。

关于广州鼠疫的传播路线，在礼呢（Rennie）看来，1984 年广州鼠疫暴发十分"诡异"，因为"在中国，自从 1882 年鼠疫在北海流行以来，几乎没有或根本没有听说过鼠疫，因此 1894 年 3 月在广州出现鼠疫有点出乎意料"。他指出：

> "瘟疫在中华帝国似乎一直没有引起注意，直到1871年，在云南普洱暴发，正值云南回民起义①战争（Mahominedan Rebellion）期间。随着其随后在该省的进展，罗彻先生和巴伯·伯恩等旅行者的笔记以及法国传教士的笔记使我们知道了这件事，他们曾一两次受到这种疾病的侵袭。从他们的观察中，我们了解到鼠疫在云南是一种地方病，每年3月至7月流行，夏季炎热明显不利于其发展。它在1871—1873年间暴发的严重暴力事件无疑因内战带来苦难和贫困而愈演愈烈。根据罗彻先生的说法，云南对这种疾病的起源有不同的看法，一些人说它是从缅甸传入云南的，而另一些人则认为它以前存在于该省最西部的大理府。由于缺乏关于鼠疫在云南存在多久的真实历史，我们有理由推断，那里的疫情可追溯到更远的西部。这种疾病以máhámari或pali的名字在印度北部流行，正如我们所看到的，它在波斯和里海附近地区流行；从那里，它可能通过西藏或缅甸北部到达云南。当然，也有一些作家认为中国是这种疾病的发源地，几百年前，这种疾病就是在那里传播的，目的是毁灭世界。"

他进一步提出广州鼠疫可能经由海上贸易从西南地区输入：

> "这种疾病是如何到达中国沿海的？起点无疑是云南。它很

---

① 19世纪50—70年代，云南地区回民在太平天国起义影响下掀起的大规模反清起事。

可能通过云南与广东之间的一条常见的贸易路线——西江①进行传播，在这两条河上有一两个与北海和连州的贸易转口港，通过这些转口港，云南的鸦片和其他产品被传播到这些城市。然而，官方调查显示，在南宁府、梧州府或西江上的其他城市没有发现鼠疫暴发。因此，我们认为有理由排除这条路线，并将我们自己限制在更可能的假设范围内，即它通过广西或东京(Tonkin)②边界从陆路到达北海。中国当局称它是从东京到达北海的，但正如人们偶尔知道的那样在广西边境，后一种来源更有可能。我们从官方资料得知，该病于1891年在北海县毗邻连州的高州暴发，根据中国人的说法，它显然是从连州市向北传播的。今年春天，该病在高州和广州之间的其他地方流行；在阳江暴发特别严重，毫无疑问，其他城镇和村庄在向北蔓延的过程中也同样遭受了鼠疫的蹂躏。鼠疫的发展过程具有不稳定的特点，看罗彻先生关于鼠疫在云南传播的地图就可以充分证明这一点，这位旅行者在地图上说，'它不会在途中访问每一个村庄，而是会完全路过一些村庄，然而，几个月后回到那些被忽视的地方，那时流行病似乎已经远去了'。"

他还提到在本次鼠疫暴发之前，广州人并不了解这种疾病，对其称呼也非常模糊和多样，据其初步统计即有"时疫""瘟疫""鼠

---

① 西江是珠江流域的主流，发源于云南省曲靖市沾益区境内的马雄山，流经贵州、广西，至广东省佛山市三水区思贤滘与北江相通并进入珠江三角洲网河区。

② 越南北部的旧称，大致相当于今广西北部湾地区。

疫""卵子症""标蛇""大头天行症""红丝疔""痒子疮"等多个称谓。由于对疾病认识的模糊，更遑论以具体而恰当的医理来论述和治疗。

礼呢（Rennie）还尝试用环境医学的理论来解释为什么广州暴发了鼠疫，他将原因归纳为三点，即：

"一、环境肮脏。广州的卫生设施与中国其他大城市的卫生设施相似。整个城市都建立了公共抽水马桶，每天都从马桶中取出粪便和尿液，作为周围农村的肥料。排水系统很难说是存在的，除非我们将街道上的大铺路石下的沟渠视为排水系统，并将雨水和从房屋和商店中冲入沟渠的垃圾物视为排水系统。城市是平坦的，没有人会清空这些排水沟，而且由于没有市政当局对这些排水沟的清洁进行管理，这项责任就转移到了个别住户身上，当然，他们只负责更直接与他们有关的部分。因此，排水沟往往堵塞，实际上是含有发酵动植物垃圾的污水池。在较小的街道上，废物进入露天边沟，这些边沟通常处于相同的被忽视的状态。几条运河进入城市，由于潮汐在 24 小时内两次涨落约 5 英尺，一定数量的垃圾通过这种方式被带走。然而，当河水位异常低时，比如在年初，这些运河就像是死水潭，充满了分解物质。

供水同样有缺陷。住在河边的人们使用河水，河水中含有大量划船人口的垃圾，当然是非常不纯净的。大多数依赖于遍布城市的地面井。这些仅仅包含地表水和潮水，这些水已经通过渗透了几个世纪的污垢的多孔土壤渗透。即使在最好的情况下，人们也可以很容易地想象这些井水不纯净的状态，在如此长时间的干旱之后，井水几乎是空的。

对那些充满西方卫生观念的人来说，这种状况听起来一定很不健康，而且毫无疑问，如果不是因为中国人普遍重视食物和饮料的正确烹调，它将是最致命的。随着中国城市的发展，广州相对清洁健康，就一般流行病的预防而言，它甚至可以与拥有更精细卫生设施的东部城市相媲美。

二、长期干旱。广州冬季的降雨量非常少，但在过去的冬季和春季，降雨量异常少。聪明的中国人把这种少雨视为疾病传播的最重要因素，使得水井和下水道比平时更加肮脏。

虽然相当多的富人成为瘟疫的受害者，但主要的受害者是穷人，他们居住条件恶劣，过于拥挤。最明显的例子是，躲开鼠疫侵袭的人是住在高层的人和划船的人，除了生病后上船的人外，河上几乎没有病例。因此，许多富裕的人也离开他们的房子，在水上安家，以避免染病。从这一情况以及生活在地下和排水沟中的老鼠是第一批受害者的这一事实来看，我们推断特定的'毒素'是从土壤中散发出来的。具体的'毒素'可能是什么还没有确定，但毫无疑问，所提到的不卫生条件，由于长期干旱而被放大，为其生长和传播提供了一个特别合适的环境。

三、动物大量死亡。除了老鼠的死亡率，我们从罗彻先生那里了解到，在云南，在鼠疫暴发之前，牛、猪和狗大量死亡。

145

然而，老鼠比其他动物受的痛苦更大，因此被称为"警告者"，因为它们在街上打滚并死亡。在疫情发生之前和期间，在广州也发现了同样的情况。在疾病持续了一段时间的城市地区，老鼠完全消失了，但在随后蔓延到的其他地区继续死亡。他们会在光天化日之下从洞里出来，在茫然的状态下跑来跑去，然后死去。某些官员采取措施收集所有死老鼠，每人提供约10美元现金。截至5月8日，据说负责西门的官员以这种方式收集了22000件，这些死鼠被埋葬在城外。"

由于当时的中国人还无法接受尸检，因此礼呢（Rennie）及其同事无法比较死鼠与死于鼠疫的人的尸检病理情况。同时，由于缺乏广州府官方埋葬死尸的相关数据，礼呢（Rennie）等人也无法估算广州鼠疫的死亡率，猜测从疫情开始到6月中旬（撰写报告之日）的死亡率约为40000人。

由于广州鼠疫突然暴发且蔓延迅速、死亡率高，当时的广州居民和医生并没有太好的办法来应对。在礼呢（Rennie）的笔下，记录了当时广州人的慌乱无助和转而投向迷信信仰的情况。

"起初，在没有这种疾病治疗经验的情况下，人们采用了通常的退烧疗法，但后来，人们或多或少地认为应采用一些'特殊'疗法。内科医生和一些甚至不懂医药的外行向人们免费分发声称无误的秘方配方。其中一个方子是这样的：紫檀属黄花1.5钱，槟榔3钱，野菊花3钱，黏毛黄芩1.5钱，蒲公英1.5钱，四川大黄1.5钱，甘草2钱。将这些原料混合、煮沸，然后喝下得到的汤液。此外，还有一种用切碎成糊状的野菊花叶子摩擦身体的方法。……许多秘方是商人为了牟利而吹嘘的，而其他秘方则是由慈善家免费分发的。其中最突出的是所谓的预防性补救措施，尽管从一些措施的无害成分来看，我们不得不推断，信仰因素起着重要作用。在街上，几乎每个人都不断地闻到某种物质的气味，他认为这种物质具有中和瘟疫毒素的功效。事实上，在整个治疗过程中，抛开庸医的伪装不谈，具有良好声誉的本土医生均承认，药物通常无法阻止疾病的进展。

此后，从药物治疗转向迷信方法，这种方法在本地人中尤其猖獗，因为普通的治疗是无能为力的。为了消除疫病的影响，游行队伍日夜在街上游行，伴随着巨大的噪音和爆竹声。禁止屠宰猪也同样无法成功阻止鼠疫。因此，（广州官府）又提出一个令人愉快的建议——开始新的一年。官府发布了相应公告，命令人们像庆祝大年初一一样庆祝四月初一。这个做法背后的逻辑是——一年中的头几个月已经充满了如此多的痛苦，如果通过庆祝的手段使痛苦被抛在脑后，那么剩下的几个月将是无病无灾的。因此人们使用了据说拥有驱除邪恶势力能力的龙舟。往常在端午节过后，这些船就被闲置在河床中。但这一次，人们早早地将龙舟升起，沿着毗邻城市的小河划桨。"

（二）北海（北海关）

比广州更早暴发鼠疫的是北海，《海关医报》中记载了 1881 年、1884 年、1890 年、1893 年、1897 年、1898 年、1902 年、1907 年、

1909 年鼠疫在北海的频繁流行。1881 年海关医员劳奥利（Lowry）最早在北海关观察到了鼠疫在当地的流行，亦同样引用罗彻在云南的鼠疫记录分析北海鼠疫的传播路线。由此可见鼠疫在广东西部的流行更早，大概率与此前云南鼠疫流行有密切关系。

"去年（1881 年）春天，我有机会观察到一种非常致命的疾病在这个地区的当地人中暴发。这个病当地人称为疬子（luen-tzu）；在观察了一些病例之后，我只能得出这样的结论：这种疾病至少与腺鼠疫（bubonic plaque）密切相关。我相信，很少有人注意到这种发生在中国的严重疾病，直到海关的罗彻（Rocher）先生在他的《云南行记》（*Province Chinoise Du Yunnan*）中发表了一篇关于他在该省旅行时观察到一种类似瘟疫的疾病的描述。Rocher 先生看到的疾病无疑是鼠疫，本地称为痒子（yang-tsi），他告诉我们 1871—1873 年间这种病在云南破坏力巨大；还获悉该疾病是从缅甸输入的，但似乎没有关于其传入的确切日期的可靠信息。然而，有充分的证据表明，自叛乱（云南回民起义）以来，它一直存在于该省。罗彻（Rocher）先生谈到了第一次染病的老鼠的死亡率；此外，水牛、牛、羊、鹿、猪和狗也未能幸免，但没有那么严重。男性患者的症状为轻微发热，迅速加重；剧烈的口渴；在腋窝、腹股沟或颈部出现暗红色的肿块；发热持续加重，病人失去意识；肿块增大到第二天，之后保持不变，最终大约像母鸡或鹅的蛋那么大；然后患者的意识恢复，但此时仍然有很大的危险，因为如果肿胀到这一点已经是硬的，并变得软，发烧继续，这种情况被认为是必死无疑的。如果肿块外露，就有恢复的机会。一些中国医生曾试图切除这些肿块，但很少有人能存活下来；作为最后一种治疗办法，他们给患者提供大剂量的麝香。以上是罗彻（Rocher）先生在云南记录的情况。"

劳奥利（Lowry）还援引领事服务处的巴伯（Baber）先生在《关于格罗夫纳先生访问云南西部路线的说明》（*Notes on Route of Mr. Grosvenor's Mission through Western Yunnan*）中对鼠疫症状进行了描述：

"我在这个地区观察到的流行病似乎不是一种古老的疾病，因为它第一次发生是在大约 15 年前，最后一次严重的暴发是在 1877 年。然而，我被告知，每年都有一些这样的情况发生，但我短暂的居住还没有给我一个机会来证实这一声明。

去年春天暴发的那场病，是三月底开始的，一直到六月底才完全消失；而在距此 12 英里远的廉州，病势或多或少有些凶猛，直到八月。

这里的冬天非常干燥，有来自北方的强风。快到 3 月中旬时，温度开始上升，然后，在四月的头十天里，下了一些雨，空气中弥漫着湿气。从那时起，气温逐渐升高，到四月底，白天气温为华氏 85 度，晚上气温为华氏 76 度。从四月到五月中旬，病情最为严重。要确切估计死亡率并不是一件容易的事，因为缺乏官方记录。我粗略估计有 4 万到 5 万人死亡，城镇和贫民区的人口估计为 2.5 万人。……在疫情暴发时，人们几乎惊慌失措，离开了他们的家，在远离城镇的村庄里避难。我永远不会忘记来看望我的病人朋友们脸上流露出的极度焦虑。"

劳奥利（Lowry）在北海有机会治疗染病的中国人，并选取了10 例代表性病例记录在《海关医报》中。正是由于其能够亲身接触和观察这些病例，才能对中国广东、中国云南、印度的鼠疫患者临床表现进行对比。现将劳奥利（Lowry）的记录整理如下：

表8　北海、云南、印度鼠疫症状对比表

北海	云南	印度
1. 高烧。 2. 腺肿大或腹股沟淋巴结炎，大小从大槟榔到鸡蛋不等，坚硬疼痛；不化脓不溃烂，常见于腹股沟。 3. 皮肤灰黄。 4. 呼吸有浓重的气味。 5. 脉搏微弱。 6. 恶心呕吐。 7. 大多数病例都会死亡。 8. 舌苔白，干燥。 9. 牙齿和嘴唇有溃疡。 10. 谵妄。 11. 烦躁不安。 12. 呼吸急促。 13. 大便稀溏恶臭，无腹泻。 14. 口渴不强烈。 16. 昏迷。 17. 年轻人更容易得。 18. 老鼠死亡率高，其他动物不会患病。	1. 轻微发烧，很快加重。 2. 腹股沟、腋窝等处出现暗红色肿块，大小与鸡蛋或鹅蛋差不多。 3. 巴伯（Baber）先生被告知腋窝和其他腺体区域出现了微小的红色脓疱。他根本没有提到存在腹股沟肿块。 4. 老鼠的死亡率很高；其他动物也会患病。	1. 轻微发烧。 2. 淋巴结肿大不是一定的；没有它们，有些病例会迅速致命。 3. 化脓通常以换取健康而告终，但并非总是如此。健康随着淋巴结肿的消退而恢复。 4. 偶有肺出血。 5. 疾病的强度不同。 6. 偏爱妇女和儿童。 7. 极度致命，不适合治疗。 8. 目珠浑浊；舌苔白，难以剥离；心前区有压迫。

虽然劳奥利（Lowry）并未进一步分析三地鼠疫在临床表现方面

的异同及其深层次原因，但相关情报和数据较为真实地记录了鼠疫发病的地区性特点，具有流行病学研究价值。

此外，劳奥利（Lowry）还对北海鼠疫的暴发和流行原因进行了分析，认为肮脏、拥挤的人居环境是重要的原因：

> "在我4—9月的半年报告中，我对该镇的卫生状况提出了一个意见；也许，（中国官府）在对疾病进行治疗之前，最好对我刚才所说的关于病人居住的房屋条件的问题进行忏悔。
>
> 首先，街道上污秽不堪。没有做过一丝一毫的清洁；到处是正在腐败、分解的动植物，释放着有害的气体。厕所是开放的，为了方便起见，它们被设置在人们最常去的地方。房子本身并没有改善，那些生病的人不会忘记闻到的气味。每一所房子都潮湿而肮脏，在大多数房子的屋前，我发现有几条露天的小水沟，一直排到街上。污秽之物进入各家，因为它们很少被封闭，所以生病也就不足为奇了。地板被粪尿弄湿。在它们下面，我发现离地面不远的地方有小的排水沟，有些排入街道，而其余的则从街道下和另一边的房屋下经过，最后通达大海。这个城镇的房屋和街道彼此平行，最高的街道比海高出20—30英尺，而最低的街道靠近大海。因此，在旱季，大量的腐败物质会在河床下发酵，只有当大雨来临时，这个地方才会被清理干净。几乎在每一所发生疾病的房子里，老鼠都从洞里跑出来，死在地板上。……从疾病的起源说起，我认为，这跟浸渍的污秽大有关系；我已经说过的关于房子和房子的情况证明了我的

陈述是正确的。第二，缺乏足够的通风，考虑到挤在一个房子里睡觉的人的数量，仅有的通风是完全不够的；出于对小偷的恐惧，当地人的房子都被小心地关起来，即使是在最热的地方。至于具体的原因，我现在还不确定传染的原因是什么。但不管它是什么，我总觉得它需要一定的高温才能活跃起来。我已经说过干燥的冬天，房子的底部一定被排泄物浸湿了；但是，直到气温开始上升，疾病才显露出来，持续蔓延，直到气温升高，开始下雨。这种疾病的传染程度似乎是可变的，因为在我所在的房子里，它似乎并没有像我们所预期的那样横扫所有的成员。与此同时，不应忘记的是，许多人由于害怕与疾病对抗而离开了，也就是说，他们没有与病人同住在一所房子里。经常有一些人在我来之前就死了，而另一些人可能在我停止出诊后又生病了。这些房子里没有多少人，也没有年轻人。"

北海本地的治疗方法是给予药性寒凉的药物，如黄连、生地、麦冬等，但收效甚微。劳奥利（Lowry）提出，"如果所有这些不幸的病人都自由通风，有系统地被供给营养和药物，我可能就不会记录这么多的死亡病例了。我看到他们在他们可怜的家里，得不到我们所习惯的照顾和护理。他们有可能试图遵循我的指示，但对他们来说，这些指示一定显得奇怪，因为他们谁也没有接触过外国人，更不用说外国的治疗方法了。"

（三）汕头（潮海关）

汕头也是 19 世纪末 20 世纪初广东鼠疫的频发地区。最初因

1894年广州、香港的鼠疫蔓延而来。汕头关医员亨利·莱恩
（Henry Layng）记载：

"1894年夏天，当鼠疫在香港和广州肆虐时，成千上万的
中国人返回汕头和邻近地区。1894年夏秋季，这里发生了一些
鼠疫病例，据说看到了大量的死老鼠。1895年2月和3月，有
报道称存在鼠疫，但直到下月中旬，外国社区中才发现病例。
从3月16日到4月24日，共有10人死亡。此后，疫情迅速蔓
延。然而，令人高兴的是，它的持续时间很短，一个月后，它
的严重程度正在下降，6月17日该港口被宣布疫情结束。"

但是汕头的疫情已通过水路很快传到了潮阳：

"这次疫情在潮阳最严重，但我无法提供任何可靠的统计数
字。对于汕头，我有93例死亡的记录，51例我无法确定是否终
止。据我估计，死亡总人数不可能低于400人。在这个港口的
总人口约23000人中，很大一部分人没有在这里安家；因此，
许多人直接回家，几乎每天都有人听说有人要离开。……在我
的死亡和病例记录中，我只统计了我确定的死亡和病例。一例
发生在港口南侧的Kakchio村，那里居住着许多外国人。在汕
头，妇女和儿童遭受了巨大的病痛，毫无疑问的原因是她们很
少离开自己住所。中国人很快就接受了有"毒素"在住所中的
观念。我知道有几次，在两三个受害者死后，整个家庭都迁移
了，结果就是没有更多的人受到疾病侵袭。在疫情期间，我看
到了大约15例所谓的黑死病，症状非常轻微，这种病只持续了

两三天。临床表现为体温骤升，至 101 华氏度~103 华氏度；舌苔和腺体增大；食欲不振；在 48 小时内康复。在中国的一个小镇上，几乎不可能在一次短暂的流行中，对一种像黑死病这样的疾病进行全程研究。大多数患者都是在自己家里诊治的，因此没有机会进行血液检查。"

自 1894 年汕头出现鼠疫流行，此后几乎每一年鼠疫都会在此发生。1895 年，汕头再次出现鼠疫，亨利·莱恩（Henry Layng）记载：

"早在 1896 年春，这种疾病在潮阳镇和海门镇连续第二年出现，并蔓延到周围的几个山谷。疫情在 4 月和 5 月肆虐，毒性极大，6 月逐渐消退；因此，到 7 月中旬，这种疾病虽然仍然存在，但已不再流行。保守估计潮阳市的死亡人数有 2000 人。当时住在海门的一位外国人告诉我，那里的死亡人数至少有 1200 人，在疫情最严重的时候，许多人逃到山坡上露营。参观了那些露营地后，他决定留在镇上，在经历了一些困难之后，他说服了家人也这样做。他的院子里没有人死亡。他形容这个地方是最恶心的，完全没有任何卫生防护措施，几乎让人无法忍受。……在汕头港，发生了鼠疫病例，但数量从未达到流行病的程度。与去年一样，这种疾病在同一地区出现，而且经常出现在同一所房子里。该疾病没有任何迹象表明会蔓延到港口北部和东北部地区，这两年的感染地区都在西南部。从目前的报告来看，我们可能会在 1897 年在西南和东南地区再次发现这种疾病。我记录了一些亲眼所见的病例，证明忽视最简单的卫生预防措施可能导致的不良后果。"

如亨利·莱恩（Henry Layng）所料，1897 年及此后一段时间内鼠疫依然在本地区频繁流行，其中潮阳受到的影响比其他地区严重得多。"1894 年夏天，这个港口或地区首次出现鼠疫，是从香港输入的病例。从那时起，这种疾病就作为一种流行病在港口或邻近的城镇或村庄存在。1895 年，流行地区是汕头港和潮阳大镇。1896年，流行地区是潮阳和海门区。1897 年，流行地区是 Talhoupou 和位于正南和东南方向的村庄；还有在西南方向的惠来。1898 年，流行地区是汕头港、潮阳港、惠来港。1899 年，流行地区是安波和北部和东北部的村庄；北面的 Nngkng；西南面的惠来和 Kuisu。" 1900年，钦州府辖下的钦阳区和北九龙区是受灾最严重的地区。

到 1901 年，鼠疫已在汕头港及其周围地区流行持续了七年。亨利·莱恩（Henry Layng）记录了 1901 年鼠疫的流行情况：

"Ampo 及其周围的村庄遭受了最严重的侵袭。疫情也在Kityang、Bolumn、Tahoop 肆虐，在 Nngkng 和汕头港（程度更轻）肆虐；事实上，港口本身一度似乎有可能遭受严重的流行病。大量 Ampo 居民在汕头寻求避难和安家，其中一些人抵达后很快回到自己的家中死亡，这种疾病是在他们离开之前感染的；由于输入性病例的频繁死亡，准确判断疾病程度的难度大大增加。据不完全报道，1900 年仅潮阳就有 3000 多人死亡，1901 年仅 Ampo 就有 2000 多人死亡；同一个城镇连续两年遭受重创是不寻常的。1901 年夏天，在离中国房屋 500 或 600 码远的外国人的院子里，首次发现了一些死老鼠。疫病对老鼠发动了'猛烈的攻击'，取得了成功。在此之后，所有海关大楼内每天都在搜寻死老鼠。"

1902 年，该地又出现了较为严重的鼠疫，并且呈现鼠疫与霍乱同时流行的情况，死亡率居高不下。

"早在 3 月，鼠疫和霍乱就开始在该地区的部分地区流行起来。在拥有 32 万人口的潮州府，据报有 18000 人死于上述疾病。3 月，瘟疫和霍乱同时出现在潮州府，并在 5 月中旬成为流行病。拥有 12 万人口的潮阳再次遭受了最严重的打击——比往年更为严重。所有能离开小镇的人都离开了：许多人去了汕头，许多人在山上露营。据估计，自从鼠疫第一次来到潮阳以来，已造成 3 万人死亡；其中今年有 14000 人（但这一时期的数字包括了霍乱和鼠疫造成的死亡）。一位居住在揭阳的外国人写道：'揭阳城内城外的人口大约有 10 万，城内约 7 万人，城外约 3 万人。最后，有人告诉我，有 4000 到 5000 口棺材被抬出了城。在最后的日子里，瘟疫和霍乱肆虐。可以毫不夸张地说，城内和城内有 6000 人死亡，在与揭阳地区有关的 2000 个村庄中，死亡人数即使不是更多，也是同样多。'一位居住在黄冈的外国人在文中写道：'当地人声称黄冈城内和城外有 10 万人；尽管一个外国人不能很好地估计中国城市的人口，但我认为 7.5 万人更接近正确。'当地人说去年夏天大约有 1000 人死于霍乱，周围所有村庄的霍乱都比这里更加严重。在约有40000人口的潮安市，据说有5000人死亡。今年黄冈没有发生鼠疫，而当地人说去年有1万人死于鼠疫。在陶工田（potter field）里有大约5000具尸体，但那些被埋在其他地方的尸体就更难估计了。我问过黄冈的所有地方，当地人无一例外地说，自从去年瘟疫结束后，他们不记得见过老鼠。瘟疫似乎彻底消灭了老鼠，因此，我得出了一个初步的结论：没有老鼠就没有瘟疫。另一个地方和事件将完成我所知道的一切。那里离黄冈大约有几英里，当地人说黄冈有2万人口，那里的瘟疫和霍乱极其致命。一开始，大约1000人死于鼠疫，然后霍乱暴发，又有1000人死亡。一些死者被埋葬在一口大井附近，这口井属于一个大约有5000居民的村庄。这口井的直径约为12英尺，整个社区都在使用。在初夏的雨季里，该村有300人死于瘟疫。当人们看到生活在井里的龟正仰面旋转死去时，他们断定这水是被新坟墓感染的，于是他们不再用水，瘟疫也就止住了。中国的棺材通常用油灰密封，几乎能隔绝水和空气，我询问了那里使用的那些棺材，得知由于常规棺材的稀缺和缺乏购买它们的能力，许多死者埋葬在临时的盒子和板条箱里。

这次鼠疫流行的历史与以前的鼠疫流行历史大致相同。发病通常在冬季，这种疾病最初传播缓慢，2月底病例逐渐增加，到4月，疫情已全面暴发；在5月和6月达到最大值，在8月消失。距离内陆不到30英里的沿海城镇和村庄受灾最严重。自1890年以来，霍乱就没有在这里流行过，而是在港口和周边地区广泛流行。事实上，鼠疫和霍乱这两种疾病通常是同时出现的。我无法准确地说明每一种死亡所占的相对比例。在汕头镇，有700到800人死于鼠疫和霍乱。毫无疑问，在港口，霍乱的受害者比瘟疫多；至于这个地区的情况是否如此，我就说不准了。"

第四章

海关医员与广东口岸社会的互动

第一节　海关医员与中医

携带新知的海关医员与中国本土医生（医学）之间的碰撞与互动是中西交流的一个显著特色。学术界对此问题已有丰富的讨论，如詹庆华（2005 年）分析了海关医员在中西医药学交流时的贡献，李尚仁（2005 年）研究了德贞对中国人卫生观念的认知，高晞（2009 年，2011 年）对德贞研究中国医学典籍与医学原理进行了历史考证与研究，张志云（2022 年）考察了德贞、立德、玛高温等在华海关医官对中医知识的研究和理解，这三人也是海关医官中对中医最感兴趣、钻研最深者。但与德贞、立德、玛高温等人不同的是，身处广东的各海关医官普遍对中医学没有深入研究，事实上，愿意了解、研究中医的海关医员占比相当少，大部分人对中医既无兴趣亦无好感。从他们的记载中，可以明显看出其对中医和中国文化的好奇以及不解、困惑抑或歧视。

海关医官与中医直接接触的记载不多，只能从他们对中医理论和中药方剂的记述等来勾勒其状。上文已多处述及中、西医学理论上的迥异，反映在海关医官的笔下，包含以下几个方面：

一、对中医治则治法的认知

与海关医官一贯认知不同的是，中医对疾病的治疗思路与办法往往与西医只遵一法一药治疗有很大区别。按今天的话来说，西医"治病"而中医"辨证"。中医治疗疾病讲究遵循"辨证论治"原则和"汗、吐、下、和、温、清、消、补"八法，即同一临床表现的疾病会根据病因、病性、病位的不同采取迥异的治疗方法。如黄宽就发现广州中医在治疗发热时"有时使用发汗剂，有时使用利尿剂，有时却用通便剂""在其他一些病例中，降体温却不用发汗的办法""在运动障碍病例中，处方上有补益剂"。这实际上是"辨证论治"在临床上的运用。黄宽虽为中国人，却少时出国学习西医，乃近代第一位获得医学博士学位的中国人，已经完全接受西方医学思维。当时西医对发热性疾病的治疗主要使用奎宁这种药，这些中医治法在他看来，显得不合章法又难以领会。此外，对于发热性疾病，中医往往采取多种手段，除汤药外，还有食疗、外治等。《黄帝内经》有云："多食则遗，食肉则复。"这一条千百年来为中医临床所遵守，以防病人热势反复，邪不尽退。而黄宽说"最令人反感"的就是中医忌口原则——食物被认为是"相克"而不能同时食用，部分病人必须严格遵照忌口禁食某些食物。"发热病人的饮食必须不含肥甘厚味，最常见的两味食物是山药和南瓜，哪怕大米也不能吃，牛肉、

160

鸡肉也不可以。"忌口原则与西医主张的营养学等理论完全相悖，西方医学认为热病消耗了人体大量营养与能量，需补充蛋白质增强抵抗力，不吃肉类"结果就是病人没有一点力气去对抗发热，病程绵延，即使康复期巩固了，恢复也极为困难"。因此，这也成为海关医员无法理解中医理论的一个所在。此外，挑痧疗法等中医外治法在黄宽等海关医官的笔下也显得神秘、难以理解。他描述，"用针尖刺入出现斑点的地方，然后用一点刺和抓的方法，把皮肤的一根纤维拉起来，割开，在全身多处施行，一般如前胸，但有时也在头部。这种方法被认为可以消除人体系统的有毒物质，对病人很有好处"。

二、对中药方剂的认知

驻粤海关医官对中药和方剂的认知是比较零散的，见于其记录的某些疾病治疗案例中。

《海关医报》提道，有一种中国出口的药物得到西方药理学家的广泛关注，那就是鸡内金。因此，海关医官来粤后，重点考察了这味药的形状与使用情况：

> "早在公元8世纪上半叶，它就成为一种中草药，可能在此之前就已经在家庭中使用了很长时间。中国人从鸡的砂囊中提取的一种叫作'鸡内金'的药物，其性质完全是由内脏的内膜决定的。他们认为肉、血、心、肝、脑、头、内脏、鸡冠、脂肪、羽毛、贝壳、蛋、鸡屎和鸡窝里的草有治疗作用，但不认为鸡胚有治疗作用。在剥离内膜时，小心清洗黏附在膜上的分

泌物和胃内的食物。晾干后，从它曲折的形状来看，像一个扇贝壳；它的颜色是浅橄榄黄色，非常脆。它经常被烤得几乎是黑色的，而且大多数情况下都是这样使用的。鸡内金被中国人用于治疗小儿肠病。尤其是治疗泌尿系统紊乱患者中以"尿多"为症状的疾病，消除腹部肿大、便秘、尿失禁；对治疗遗精有帮助，并可以减轻怀孕时的晨吐。当然，它的主要用途是治疗消化不良。"

劳奥利在北海任职时，也记录了当地中国人的用药情况。如一种性交后感染风寒的疾病在粤语称为"夹色伤寒"，中国百姓一般采用午时茶、甘露茶和伤寒茶来退热；劳奥利观察发现许多外国人死于这种疾病，如果按中医疗法服用上述药方后，可幸免于难。而劳奥利本人也接受了"夹色病"这一概念，音译为 kapshilc。此外，劳奥利还记载了一副当地用以治疗鼠疫的方剂——黄连、柴胡、玄参、马勃、薄荷、陈皮、桔梗、黄芩、升麻。劳奥利从西医的视角无法理解这个方剂的配伍和每味药的功效，但他仍然尝试从西方植物学、药物化学的角度理解这些药物的用意。如柴胡可以"消炎、通便，用于各种炎症和产褥热"，陈皮可以"止痉挛、消炎、化痰"，桔梗是"轻泻药"，黄芩是"镇痛剂"等。劳奥利由此认为，"中国人的治疗方法是使用一些控制发热的东西，也追求一点补药和兴奋剂"。

夏普·迪恩在汕头任职时，"出于好奇"记录了当地人两则治疗梅毒的方剂：处方①：钟乳石 0.1 磅、牛黄 0.05 磅、胡麻 0.15 磅、冰片 0.01 磅、琥珀 0.05 磅、没药 0.1 磅、麝香 0.04 磅、大黄 0.5

磅、连翘 0.1 磅、地丁 0.1 磅、黄檗 0.15 磅、珍珠 0.06 磅、土鳖虫 0.15 磅、栀子 0.15 磅、三仙丹 0.03 磅、黄连 0.1 磅、山甲片 0.1 磅、槐花 0.15 磅、田七 0.15 磅、雄黄 0.05 磅、乳香 0.1 磅，制成粉末，并与米浆一起团成块，然后分成药丸，每个药丸的重量约为 2 克。处方②：苍术 0.3 磅、木通 0.3 磅、甘草 0.2 磅、雄黄 0.3 磅、常山 0.3 磅、生地 2.0 磅、黄连 0.3 磅、金银花 0.3 磅、三仙丹 0.2 磅、山甲片 0.15 磅、车前子 0.3 磅、大黄 0.3 磅、龟板 0.3 磅、鳖甲 0.30 磅，制成粉末，与蜂蜜和糖一起制成药丸，每粒重约 2 克。每次饭前服用 10~15 粒。在第一种情况下，服用了几天药丸的患者被要求小心地经常用煮沸了青豆的水漱口。据称，这两首方剂的效果："第一种被认为是最有效的，仅仅因为它含有珍珠，价格更高，从而在一定程度上增强了它的信誉；与第二个处方相比，它也会引起更少的疼痛和抱怨，因为不同成分的剂量更小。"但夏普·迪恩并未对梅毒的中医治疗和相关方药作进一步研究。

第二节　海关医员与民众

海关医员在履行海关医疗职责之余，也会参与一些本地居民的诊疗工作，在工作期间，观察并记录了他们眼中的中国民众。在他们的笔下，中国民众呈现出"排斥西方医学、愚昧、迷信"的形象。

如康兴丽担任琼海关医员时，描述了海南岛居民"杀婴"行为："生活在海围周围的海南人实际上并不贫穷，可能正是由于这个原因，杀婴行为并不多。出于这样或那样的原因，当不希望有一个孩子，堕胎自然是首选，人们常采用本地植物和药物，如红花、苏木、纸张的灰烬等。如果要进行杀婴，通常是在婴儿出生后立即将其窒息在一桶烧过的木灰中。"他也描述了当地居民在面对鼠疫流行时的"愚蠢行为"："人们无法被说服抛弃他们陈旧的鼓声、鞭炮和愚蠢的行为，用新鲜的空气、阳光、开水、石炭酸和新鲜的石灰来消灭细菌。在现在瘟疫流行的时候，药房里卖了七瓶碳酸饮料，只卖给和外国人在一起的中国人。……许多病人被抬到空地上，草草搭起一顶粗糙的茅草盖在他们身上，然后被留在那里等待死亡或康复。一个母亲和孩子染了瘟疫，并留在露天过夜。第二天早晨，母亲死了，孩子在母亲身边四处寻找食物，人们认为他好了很多，就把他带回家了。……中国的行会派人到广州请了一位著名的瘟疫医生，据说他一直在尽力救助灾民。但是，总的来说，中国人似乎已经在他们的头脑中确定了这一点，即瘟疫是无法治愈的，救援的努力将是徒劳的。"康兴丽还认为，与欧洲人相比，中国病人更倾向于将自己视为"残疾人"——"他们太愿意躺在病房的病床上。由于这个原因，我们在院子里放置了秋千，再加上六对高跷和一根巨大的跨步杆，它们起到了使他们摆脱懒惰的作用。"——这一认知也符合近代中国"东亚病夫"的孱弱的刻板印象。

中国人对西医的态度也是海关医官观察的重要一点。当然，这一问题随着时间推移和地点变迁会发生改变。如康兴丽在海南观察到当地人对西医的接受程度很低，即使在鼠疫流行期间，"有三名外国医生在那里，但很少有人向他们求助治疗"。而斯库特（Scott）在潮海关担任医员时则发现，随着西医影响渐深，"最近在汕头附近的中国人越来越希望得到外国的医疗建议，而且在过去一段时间里，住在我附近的村民曾多次来我这里寻求帮助，治疗他们的小病，在许多婴儿发烧、腹泻和其他投诉开始时，将他们的孩子带到我这里征求意见。而不是像往常那样，当他们病得太重而无法从治疗中获益时，把西医作为最后的希望，将他们的孩子带到外国医生那里。通常情况是，寻求外国医疗建议的中国人都接受过中医治疗，直到用尽了所有当地的治疗手段，才会去找西医。寻找外国医生是因为他的治疗可能会有效，因为情况已经非常糟糕了，不可能再坏到哪里去"。斯库特（Scott）指出，来寻求帮助的中国人大多得的是眼科疾病或外科疾病，拖延日久、需要手术治疗者。在当时，西医的手术治疗较中医外伤科治法更快且更有效，而一些急性病症，以往很少寻求西医的帮助。因此，他说："我很高兴看到这里的人在患病初期就寻求外国的建议。我鼓励周围的人尽可能多地拜访我们。在过去两年中，他们来了很多。如果他们在困难的初期就尽早向我们寻求帮助，那将节省多么巨大的一笔钱啊，也可以挽回损失的健康。"

第三节　海关医员与职业种痘师

除职业中医师外，广东海关医员对晚清以来流行于广东社会的"种痘师"和"种痘业"也有所关注与着墨。

"痘"是中国古代对"天花"这种疾病的称呼。天花最早又被称为"痘疮""出花",相传因东汉时期征战西域,带回的俘虏携带天花而致使此病传入中国。清代袁枚《随园诗话》、吴翌凤《灯窗丛录》均载明人薛雪引古人语"西汉之前无童子出痘说,自马伏波征交阯",是为此言。天花危害性极大,元、明之后流行全国,患天花者"发疮头面及身,须臾周匝,状如火疮,皆戴白浆,随决随生"。以其病势凶险,也被列为古代中医儿科四大急症之首。因满人对此病无抵抗力,因此清兵入关之初"凡民间出痘者移至四十里外,防传染也"。康熙在位时,为减少天花对八旗子弟的影响,特设官职"查痘章京"负责疫情。

中医认为,"痘之为毒,受于先天,感于时气,散于经络"。所谓"先天",是指男女交感之会而受之先天"胎毒",再感受时行疫气,"毒"散于经络,分配五脏,又有轻重,"痘之发毒,肾最重,脾最轻"。为应对天花,古人有多种尝试,如汤药有"稀痘方",用犀角、玳瑁、茜草、山豆根、银花等清热凉血解毒之品;又有"种痘"一法,其起源说法不一,乃取人痘置于鼻内,以毒攻毒,即为"人痘接种术"。人痘接种术在历史演变中又先后有几种操作方法。最初为"痘衣法",取"出花"人沾满"痘浆"之亵衣让未患者穿上,使其主动染上"痘毒",激起身体免疫反应能力。董阆石《三冈识略》载,安庆张氏三世亦用痘浆染衣,三日痘出,五日痘长,十日痘萎。这种办法比较原始,疗效不稳定,后世在此基础上改良,使用"痘苗法",此法有三:(一)用鲜浆(浆苗);(二)取干痘痂研末(旱苗),以苇管吹入鼻内;(三)把干痂细末用水或人乳浸泡(水苗),同浆苗一样,拿棉花或丝绸球沾之放入一侧鼻中。由于时苗（天花痘痂）有危险性，逐步改为熟苗（人工所种痘痂七八代者），"火毒汰尽，精气独存"，降低毒性。清代，人痘接种术已在乡村、城市中盛行，"始自江右，达于燕齐，近者遍行南北"，成为明清时期中国社会预防天花的主要办法。为何选择吹鼻而入？中医认为，"鼻孔为肺之窝，又督脉所系，由上而下直贯命门引毒外出，使无内伏"。

人痘接种术后传入欧洲，经英国医师琴纳在牛身上改良，发明出"牛痘接种术"。牛痘接种术是 20 世纪人类应对天花的一大发明，我们必须明确其起源于中国传统的人痘接种术。1802 年前后，东印度公司外科医生皮尔逊（Alexander Pearson）将牛痘接种术引入澳门，开启了这项技术在中国的传播与发展。牛痘接种术与人痘接种术具有不同的理论体系和文化背景，操作亦有区别。牛痘接种术是将牲畜（牛）的痘浆通过挑破手臂皮肤注入人体，对于习惯于从鼻孔接种人痘痘浆的中国人而言，这是极大的挑战。因此，在传播之初如何让中国人信服并主动接受是首要关键。牛痘接种术最早在广州推行。皮尔逊在其报告中说："为了使牛痘传播更加广泛，我采取了最好的方式。我已经培训了几个中国人，教他们种痘的细节。他们在我的监督下为人种痘，同样也在其他地方为人种痘。"他还撰写了种痘技法小册子，由十三行商人郑崇谦翻译并刊印中文版，定名为《英吉利国新出种痘奇书》，这是第一本用中文向中国人介绍牛痘接种术的书籍。通过培养本土"种痘师"与借助十三行等资金与人脉，牛痘接种术开始在广州传播。而所培养人员中，最得力者名邱熺，余有梁辉、张尧、谭国等人。

为使民众信服，邱熺借助中医理论阐发牛痘之效。他说："牛属土，人五脏中之脾脏也属土，所以牛与人的脾脏同属一气，并非如一般中国人所认为的那样人、牛不同气……今种牛痘法，择于两臂中消泺、清冷渊二穴……凡种痘皆用引法，而引毒从皮毛、血脉、肌肉、筋骨同时而出，则牛痘为最捷也。"邱熺撰有《引痘略》，将种痘术传于儿子邱昶，并积极培养本土"种痘师"。种痘师习得技术后可以收徒带徒，更常见的是传给子孙，逐渐发展成"种痘世家"。时人伍秉铺在诗中云："时医临时补直耳，尚欲奏技相争雄；曲突徙薪计宜早，汝独不有群儿童。"可知当时在广州为人种痘的痘师为数不少。1805—1810 年间，广州十三行商人还在公所建立了一个免费接种牛痘的机构，雇用邱熺等人为痘师。据王吉民、伍连德《中国医史》记载：在广州十三行街的种痘局，中国痘师每 9 天 1 次为人种痘，每次接种的儿童在 15~40 人之间。这一机构推动了广东地区种痘制度化，而且成为全国种痘中心，使牛痘从广州向其他省份扩散。

黄宽在《海关医报》中描述了其在广州观察到的种痘情况，"最近 15 年内[①]，接种牛痘已扩展到广州各阶级，从高到低，孩子们的平均接种年纪普遍在 2 岁，最早的在 4—5 个月。这座城市里有很多人从事这个实践，他们其中一些人接受来自慈善家/善人的报酬，开了为穷人在规定时间免费获得医药的药房。在农村，人们对疫苗接种的信任也逐渐增强，并且村子中可找到职业接种人——或是出

---

① 指 1863—1878 年间。

于自己的职业需要，或是被乡绅雇佣有着特定的目的。城里两个最
有名的接种人是 Yauhee 和 Tan Yihsino①。前者的爷爷是 1806 年被皮
尔逊介绍到这个事业中的，并持续做到现在，取得了很大的成功，
远近闻名，他的家庭也得到来自政府的认证。Tan Yihsino 也有很大
范围的实践，他在筛选痘浆方面很谨慎，直接从手臂接种也是传统。
但是近些年很多中国人，包括上面提到的，被 Kerr 医生教导把痘浆
放在玻璃试管中保存。中国母亲强烈反对从她们孩子身上取走痘浆，
因为认为这会导致他们身体状况变差，除非为了钱才会答应。接种
人员必须向成功接种的儿童支付费用，让他们到自己家里来，以确
保痘浆供应。当一个医生被叫去给一个家庭接种，他会带个孩子和
他一起去完成，他一般能得到 50 分或 1 元，孩子因提供痘浆能得到
25 分。穷人被接种疫苗收费 10 或 25 分。"

在广东其他地区，牛痘接种也普及开来。琼海关医员阿德治记
载了在海口观察到的牛痘接种情况，"1885 年 12 月中旬开始接种痘
浆，并将继续到 1886 年 4 月底。截至 3 月底，当地共有 1033 人接种
了痘浆。除了最初几天外，都进行了手臂对手臂的痘浆接种，收费
为 40 分现金。这一小笔钱给从其手臂上取走痘浆的孩子的母亲。如
果医生被要求去拜访孩子父母的家，预计将支付大约 1 元的私人费
用。海南人对天花的恐惧超过了其他任何疾病，过去 7 年里，疫苗
接种非常广泛和有效，我在海口居住的 5 年半时间里没有看到或听
说过一个天花病例。在接种疫苗之前，我被告知，当地人通过将天

———————

① 疑为邱熺与谭国后人。

花痂引入鼻孔，并将它们在鼻咽中进行接种"。这里所说的用痘痂接种指的就是中国传统人痘接种术中的"旱苗法"。

以上两段叙述体现了当时民间种痘师的工作机制。对此，皮尔逊也有评价，"它（指培养痘师）对于种痘的传播及延续，绝对有益。对于从事此业，在广州及附近农村进行广泛接种，以及在指定地点种痘的那些中国人来说，种痘成了声望和报酬的来源"。而且还可以通过付费保证痘浆的来源，这说明种痘师在经济上至少没有短缺之虞。因此，种痘师也成为人们争先从事的职业。1850 年，传教士合信发现，广州及其附近几乎所有的儿童都已种痘；黄宽也在《海关医报》中提道，1870 年"在广州有五六十位职业的痘师，现在该城市约有半数的儿童已经接种了牛痘"。种痘师之所以能大量培养并投入工作，除了有人教导、有利可图外，专业门槛低也是一个重要原因，非医者也可以当种痘师，时人又称"种痘先生"。这些种痘师广泛行于社会、乡间，在普种牛痘的同时，也推动了普通民众预防医疗观念的树立与进步。

第四节　海关医员与医学传教士

从 19 世纪 70 年代末期开始，许多基督教教会开始认为医疗是种有力的传教工具，纷纷委派医学传教士来华，并建立教会医院。因此，从 19 世纪 80 年代开始，广东教会医院数量陡增。海关医员中不少有教会背景，与当地传教士有密切往来。此处以琼海关医官

Henry Martyn McCandliss（康兴丽，或作康兴利、麦医生）为例对海关医员的医学传教问题进行介绍。

康兴丽隶属于美国纽约基督教长老会，1885 年 5 月被派遣来到广东，先在广州的医院工作了几个月的时间，后前往海南岛协助冶基善搞传教活动。在动身去海南之前，康兴丽特别提前学习了海南话。1885 年 11 月左右，他和杰尔弥森（Jeremiassen）一起来到海南岛，在海口西端的关龙镇盐灶村附近购地，意欲开办医院布道施诊，同时也作为传教活动的总部。但购地一事从一开始便遭遇诸多困难。康兴丽回忆当时的情景"在居住在海口的无宗教信仰的人①面前，（用）宗教的方式是做不到的，而且中国人还没有把我们分成'行善的那一类'"，"我们无论花多少钱都租不到房子，只能先暂居在破旧荒屋中，后来才在城外购置了一处房产与田地"。②

在这里，康兴丽等人将 1 间楼房建为医务室，还建 1 间楼房作为住宅。后来逐渐扩大面积，建成海口福音医院和海口福音堂。据北海关医员劳奥利记载，当地一些开明的官员和商人也参与了出资修建，因为他们认为本地医生医术贫乏，但更深层次原因可能是他们已经接受了基督教义。海口福音（堂）医院是海南岛上第一所西医院，医生均由美国长老会派来，免费施诊施药给无力支付看病费用的贫苦百姓，必要时还去病人家中看诊。在开诊之初，医院就开

---

① 这里指中国人。
② 当时房产交易需经过政府官员盖章许可，康兴丽说，当时中国政府反对的理由是，外国人没有权力住在华城通商口岸以外。卖房的中国中介也因此受了牢狱之灾。后来美国驻广州领事从中干预说："占有是法律的九分。"于是康兴丽等人得以居住下来，并花重金将中介赎出。

展了天花疫苗接种工作，并充分利用了本土治疗的机会，取得了成功。1887 年 4—9 月，该医院接诊门诊病人 4668 例，住院 145 例。其中，161 例间歇性发热，45 例弛张热，72 例脾肿大，41 例痢疾，11 例慢性腹泻，1 例散发性霍乱。1896 年，海口福音医院规模扩大，设各科门诊和留医科室，病床 160 张，门诊时间为每天 10—13 时，医护勤务人员合计 40 多人。1897 年，医院内有院长、医生、助手 7 人，该医院设置产科室 6 间，病室 25 间，可收容病人 100 名。到 1932 年，还办有半工半读的护士班①。当时，除康兴丽外，继之而来的美籍医师还有：蔡秉礼、徐秉直、陈大业、罗治安、毛凤美（女）、莫加礼（女）、郭美珠（女）等；院中也雇用中国医师、药师，有：郑洁辉、杜锐琼、李其芳、张治道、张崇贤、邓月英、林月娥、吴为藩、冯策等 14 人。

　　康兴丽在主持福音医院期间，为海口医疗与公共卫生事业做了许多开创性工作。为了普及卫生观念，康兴丽通常会在教堂的大门和墙壁上粘贴卫生图画，先吸引民众，在布道前举行卫生演讲，演讲瘟疫、天花、痢疾、钩虫病、疟疾等疾病产生的原因和预防的办法，以及婴儿护理等主题。在某些地方暴发传染病时，他也会在教堂内外张贴相关的卫生图画，对当地民众进行卫生教育，并免费向他们注射瘟疫、天花、破伤风和百日咳疫苗。在疾病治疗方面，疟疾是要对付的最严重的疾病。康兴丽等人为村民提供免费蚊帐，并试图教他们如何使用。但效果并不佳，如前文所述，大部分海南乡

---

　　①　又称福音护士职业学校，民国三十六（1947）年改名为琼山县私立福音高级护士学校。

民不懂得预防蚊子与疟疾发病之间的关系，蚊帐成为人们眼中的"毛巾"或"手帕"，蚊帐的纱门常常被故意撑开。康兴丽还每周在村里巡视一到两次，检查乡民生活器皿和池塘是否含有死水，以减少蚊虫滋生和疟疾横行。霍乱和鼠疫也是海南常见的流行病。对于霍乱的流行，康兴丽特别注重病患饮食，他提道，有一次用药缓解一个霍乱病人后，这个病人又吃了西瓜，"我骂了他一顿，把另一半（西瓜）扔出了后门。过了一会儿我回来，发现他已经找回了另一半，把它吃了"；"每年当黄瓜和西瓜上市的时候，我们就会更积极地使用苍蝇拍，我们让院子里的每个孩子都来拍。作为鼓励，我们给每人4个铜分。这是我所知道的最便宜的预防方法。当然，西瓜不会引起霍乱，但它们可能很容易引起发酵，使任何已经在肠道中静止的霍乱弧菌变得活跃。此外，西瓜被切成片，为了防止西瓜片太干，（人们）从最方便的地方取水浇在西瓜上，这些水通常是不纯净的"。此外，在一次严重瘟疫流行期间，康兴丽等人也尽力救治病患——"在那些年代，鼠疫血清和疫苗还没有出现。我们能做的就是尽量让病人活下去。我到各家各户和寺院去看望病人……我治疗了51个病例，其中28个康复了。"后来，鼠疫疫苗开始使用，康兴丽等人在海南的三家医院为数千人接种了鼠疫疫苗。

除此之外，肿瘤切除术和灌肠术也是康兴丽在医院经常实施的医疗项目。这些在其撰写的文章中均有披露，如记载了头部肿瘤切除手术、乳房切除手术、膀胱结石手术、药物灌肠以及灌肠用具等。

乡民对康兴丽等人的医疗卫生措施如何看待呢？实际上，生活在当地的中国人很少愿意主动了解或过多接触这些"洋人"。"中国人很晚才知道我们有奎宁和碘以外的任何有价值的药物。他们经常坦率地承认，因为他们没有钱买土药（或好药），所以才申请我们的药。"同时，康兴丽也提到行医时经常遭遇乡民的怀疑或敌视，"中国人对我们起了疑心，所以我们把药房尽头的墙拆掉了，装上了一扇很宽的铁窗，这样所有人都能看到里面发生了什么"。

1920年，康兴丽因年迈，返回美国。康兴丽的儿子康惠林（Dr. William Kerr McCandliss）和女儿康姑娘（Miss M. R. McCandliss）在美国接受教育后也于20世纪初先后来到海南，继续从事医学与传教工作。1930年，为了纪念康兴丽的功劳，福音医院特别建造了一幢康兴丽纪念楼。新中国成立后，该医院由人民政府接管，1951年7月与海南医院合并成广东省海南行政区人民医院，现为海南省人民医院。

关于海关医员与传教士的职业发展与职责理念，曾有学者展开讨论，有学者认为二者职责存在高度重合，但也有学者指出海关医官与传教士之间的关系并非都是合作无间的。海关医员的职业身份乃是世俗的医师，而非神职人员，因此他们的优先目标是拓展个人的医疗事业与推广西方医学，而非传教与争取信徒。由于双方专业目标与利益不同，19世纪来华的一般传教士经常为了传教与医疗孰轻孰重的问题，以及医院经营方式和医疗工作如何与传教活动配合等议题，和海关医员发生冲突。但是，从二者职责的最终目标来看，都是服务于殖民体系和殖民目标，在一定程度上，"传教"美化、掩盖了赤裸裸的殖民意图，并在客观上推动了现代医疗机构和医学理念在近代中国的传播和发展。正如康兴丽在《海关医报》中写道：

"现在在中国的大多数欧洲医务人员，无论是直接受雇于中国政府还是从事传教事业，都直接关心中国人的福祉；因此，虽然监察长①要求这些报告的初衷是为了整个世界的利益而获得信息，但实际上中国人是最受益的。由于许多省份的口岸开放，医务人员分散，这给了我们无数机会提供影响中国人民的信息，及时发布一些有关重要疾病的海报，比如霍乱、天花、瘟疫、痢疾和脚气病等。在其他时候，张贴关于眼睛的护理、性病的危害、分娩时的清洁以及用于治疗疟疾的方法的海报，都需要一颗慈善的心来完成。可以预料的是，最初几次贴出这种海报都会被恶毒的人撕下来。但是，通过持续的耐心，人们的信心就会得到保证。在医疗实践中，可以将关于一些重要卫生主题的简短文章印刷在交给门诊患者的处方纸上。在医疗布道教堂中，如果前五分钟用于讲卫生，听众的兴趣就会大大增加，而这样的讲演是最有用的。"

---

① 赫德。

第五章

海关检疫制度在近代广东的建立与发展

第一节　海关检疫制度在华建立的背景

海关检疫源于 15 世纪欧洲对抗鼠疫大流行的经验。这场疫情起因为疫鼠藏匿船上，随船只航行辗转蔓延至所停泊各口岸。为切断传播途径，欧洲各国在地中海各港口施行船舶检疫，对无疫船只发放健康证明，在口岸建立隔离所以收容观察染疫船只的船员及搭客。1825 年，欧洲通过"海港检疫隔离法案"，适用于感染"鼠疫、黄热病、其他传染病、大瘟热等严重威胁人们健康的疾病"的船只，由各海关执行。1874 年，欧洲各国召开维亚纳会议，决定改由各海关口岸专设医师以行检疫，并订立"海港检疫条例"，载入《万国公法》。由此，欧洲各国普遍设立海关检疫处，执行海关检疫制度。同时，19 世纪中叶之后，近代西方细菌学、微生物学的进步与发展也为海关检疫制度的兴起打下了基础。法国细菌学家巴斯德，英国科学家李斯特、弗莱明，德国细菌学家科赫等人在细菌研究和消毒防腐方面做出了重大贡献，为疾病免疫预防和治疗指明了方向。生物学、医学等科学的进步促进了近现代卫生防疫技术的发展，也推动了防疫观念的转变。

随着西方资本主义的兴起，西方国家先后进行殖民扩张，开拓国际贸易。全球贸易发展和交流的日渐便利导致疾病的全球性传播。为维护殖民者在殖民地的健康安全和殖民利益，欧美殖民主义国家开始在殖民地实施海关检疫，以避免疫病通过航行在不同地区之间传播。

中国最早的海关检疫是 17 世纪荷兰殖民者在台湾安平设立的，一开始通过检疫站对由海路至安平的货船实施检疫；后又聘请医官对港口船只、船员及旅客进行检查。1874 年，维也纳会议召开之际，清政府并未派代表参加，对海港检疫亦不重视，"凡关于管理外人船舶事项，既多棘手，而设立海港检疫机关及医院等，需款甚巨，不易筹措，以致入港船只之发现疫病者，均由轮船公司自行处理，我国政府向不与闻"。《南京条约》后，我国海关主权旁落西人之手。1853 年英、法、美三国与中国签订《上海海关协定》，提出在当时中国对外贸易中心城市上海设立外籍税务司制度，要求：海关机构中任用外籍人员担任税务监督；其人选由三国领事提名，上海道台加以任命；由三名税务监督组成税务司署，由其选任各级中外属员。成功强夺上海海关（江海关）管理权后，西方列强又伺机夺取全中国海关的行政管理权。1858 年英法联军攻占天津大沽炮台之际，英国人李泰国（Horatia Nelson Lay）成为中国海关第一任外籍总税务司，他按照西方近代海关模式逐步改组各地海关，将外籍税务司制度推广到所有口岸。

1862 年，上海江海关颁布了《上海口岸理船厅章程》，1869 年又进行增改，规定染疫船只在进港前必须悬挂黄旗，并在港区外三里停泊检疫，船上人员不能私自上下。可见，西方殖民者将海关检疫制度带到中国，中国的海关检疫萌芽是在西方殖民扩张的影响下出现的。1872 年，上海等地霍乱流行，"夏六月（上海）病疫盛行，逐日毙命者，不一而足。沪城内多染暑症，以此致毙者，日二十余人之多"，"土洋居人稠密，除洋泾浜洁净外，其他处污秽之物沿街倾倒，以致不正之气沁人心脾，因而酿成疫病"。至翌年，为害更广，伍连德在其《霍乱概论》中述及："上海松江间相距一百二十里，其间之居民，死于此次之流行者，约占全数八分之一，外侨与船员亦多受染，英军医报载，华北英兵死于霍乱者，占总数百分之五。"与上海同时遭受霍乱的还有同为通商口岸的厦门。沪、厦霍乱暴发流行皆是由于同期暹罗及马来半岛霍乱大流行及与中国口岸间交通。由于霍乱已造成大批外侨与船员染疫及死亡，"而中国始终未有此要政"，在外国领事的强烈要求下，1873 年 7 月、8 月，沪、厦两地海关相继制定了检疫章程。史学界一般将 1873 年上海和厦门实施海关检疫并制定相关章程作为中国海关检疫的开端。以江海关《严查各国洋船由传染病症海口来沪章程》为例，其内容主要有以下 8 条：

（1）江海关监督及各国领事随时可定何处系为有传染病症海口，如酌定后，监督即知照河泊司传知派驻吴淞管灯塔潮势之人。

（2）有洋船驶至吴淞口外，即由吴淞管灯塔潮势之人前赴该船查问，如系从监督及各国领事所定有传染病症之海口而来者，当给予该船此项章程一纸，并令该船挂一黄色旗在前桅梢上，方准进口。

（3）河泊所知有挂黄旗之货来，立即通知所派医生，迅该船查验。

（4）河泊所见有挂黄旗之船来，即令该船在浦江泊船界口三里以外停泊，并派水巡捕赴该船之旁看守。医生查验之时，船内人不准上岸，外来人不准上船。

（5）查明该船从有传染病症之口开行及在路之时，并无一人患过此病，可准其进口；如船内曾经有人患过传染病症，而患病之人已在半路卸去，不在船上，该船到沪，亦准进口；如船内曾经有传染之病已故者应令该船在泊船界外停泊一二日；如船内现有多人患传染之病，查船医生令其驶回吴淞口红浮椿外停泊，即将有病之人设法离开安置别处，并将船只货物妥为熏洗，所有在船人货仍不准上岸，亦不准外人上船，须听医生吩咐，方准上下，其停船时日，如需多定几日，医生与该船本国领事酌办。

（6）医生查船后，将查验各情函报河泊司，由河泊司转报上宪暨该船本国领事查阅。

（7）按照引水章程第七款内上海分章第十七款，引带该船之引水人，不能擅自离船，须听河泊吩咐，方准离开；又引水人引船时，知该船内有患传染之症者，应令所雇带船之小火轮船用绳跟系小火轮船之后拖带而行，不准旁靠该船左右。

（8）有人违犯以上备章者，华人送地方官查办，洋人送领事查办。

江海关监督认为，检疫属于地方当局事务，应由地方当局指派医官办理检疫，不过因列强享有的治外法权，对各国船货旅客实施检疫还须各国领事的同意，最后清政府不得不委任海关医官办理海港检疫事务。因此，海港检疫主权为列强所掌握，清政府只是形式上进行监督和管理。又由于列强在中国实行分而治之的策略，造成各地海港检疫各自为政，检疫规定亦各有不同。

但总的来说，晚清海关检疫机制有以下几个特点：

（1）检疫权为列强所操纵，海关检疫的本质是保护外国侨民及侨商的商业利益。

（2）各海关检疫规章不一致，让人无所适从。

（3）治外法权和领事裁判权在海关检疫得到延伸，导致中外违法的处罚迥异。相较之下，中国的刑罚比起外国的行政处罚要严厉得多，关于外国对在华违法行为的纵容，清政府也只能坐视不管。

（4）清末海关检疫的形成具有相对独立性。

第二节　近代广东海关检疫发展的概况

晚清以降至新中国成立前，广东省仅有汕头、广州、海口三地先后建立了海港检疫机构并设立相关制度。其中，汕头海港检疫于19世纪末建立，为三者中最早，其历史发展与嬗变之情况将放在第三节作具体介绍。以下依据史料记载，对广州与海口两地海关检疫机构的历史发展情况进行论述。

一、广州海关检疫制度与机构的设置与发展

鸦片战争之后，广州成为通商口岸，依照清政府与他国签订的条约规定，外国船只与人员可以入境。1911 年，为防止船舶将鼠疫传入广州，各国驻广州领事馆要求粤海关筹办检疫工作。同年 3 月，经清朝廷督部堂核准，公布了《广州口防卫船只染症永远章程》，正式开始办理广州港船舶检疫事务，相关卫生检疫由外籍税务司治下的粤海关下属船务厅（理船厅）兼办，由时任海关医官充任检疫官。1912 年，国民政府又指示粤海关对《广州口防卫船只染症永远章程》加以修订，公布《广州口防卫船只染疫章程》，将鼠疫、霍乱、黄热病、天花痘、赤痢、猩红热以及其他急性传染病例列为检疫的传染病，并对疫船的判定和处理、病人的处置以及禁止容易携带传播媒介的物品进出口作了规定。由此，检疫权及制度规章治理权长期为西人所掌握。船只入口，则由海关旗台升旗，报告该医生前赴检验，每艘收检验港币 15 元，且每次检疫的排队时间与花费甚多，激起民众强烈不满。1921 年，汕头市政府率先收回汕头海关检疫权，给广州及其他口岸收回检疫权以极大信心。

1926 年，省港大罢工期间，停船待检者甚众，甚至排到第二天也未能进入港口，该事引发船商与装卸工人矛盾，要求民国政府收回检疫权呼声愈来愈高，最终促成政府采取相关行动。9 月，民国政府颁订检疫条例，成立广州市海港检疫所，隶属于市卫生局，分设黄埔、南石头两处，分别检验，由中国政府选拔、任命官员和检

疫医官。开办之初，粤海关及外国领事团多次发函抗议，认为影响了其一贯掌握的检疫及相应经济权，不允许取消其外国医生检疫之权，甚至向赫德去信云"当地卫生部门竟妄图把我坚持发布（港口检疫）的布告的老惯例视为侵略者，他们的理由就是有关实施检疫的决定、性质明确地属于内政，因而必须承认为中国卫生局的专责"，借以指责中国政府。当时的外国船舶为表示抗议，均拒绝不受广州市海港检疫所检验。幸而借助港口卸货工人、华人船员及各界民众力量，团结一致将违例船舶加以制裁，最终迫使外籍检疫官与海关相关机构交出检疫权。

该所开办之初，国内海关检疫事务除青岛外大多由帝国主义控制下的中国海关及领事团办理，为了制定更符合国情、地情的条例，所有内容及各项规章，"乃搜集香港、青岛及英美各国检疫章程，择其适于本市实况者分别参订"，颁布了《广州市海港检疫所条例》《修正广州市海港检疫所条例》《广州市海港检疫所组织章程》《广州海港检疫所布告检疫规定》等规章制度。规定霍乱、天花痘、鼠疫、瘟热、黄热病为五类必检传染病，以及认定疫埠、疫船、疑似疫船的标准，提出预防传染的办法和医官检验疫情的具体方法等。要求一切国外来船必须从南石头或黄埔进港，按规定悬挂检疫信号旗，接受检验，取得交通许可证后方可通行。如遇到船上搭客或船员发生疾病，该本所医官认为有传染之可疑时，须经显微镜检验，属实者，则送市立检验所检验，病人则送市立传染医院隔离留医。同年，广州市海港检疫所得到新加坡国际海港检疫东方部署的承认，并建立疫情传送之联系。后来，该所又建立本所隔离传染病拘留所及医院。

经过几年的努力，广州市海港检疫所数次从进出港口有效控制住了外来疫情的影响与蔓延，"市内之患染病者亦觉日益减少"。据记载，1933 年的广州港为 75 艘船舶熏蒸，总吨位为 84118 吨。1936年，广州市海港检疫所从地方卫生部门管理改由中央检疫署、全国海港检疫处管理，署长伍连德亲赴考察，并予以健全检疫机构等帮助和指导。同年冬季，香港被宣布为天花疫埠，为防止疫病传入，广州海港检疫所在大沙头设立广九铁路检疫站和预防接种站，对来自广九铁路上旅客进行检疫以及预防接种。这是广东省列车陆路检疫的起点。1938 年，日军侵略广东，广州海关检疫主权又落到外国人手中。1942 年，广州市海港检疫所由（伪）粤海关重建，改名为粤海关海港检疫所，属（伪）粤海关港务科，受港务科长领导。日本人在实施检疫中强行采取高强制性政策，规定进口船舶，不管染疫与否，均需在检疫锚地停泊 48 小时；船上的货物要用瓦斯消毒后才能卸下；船员及旅客 48 小时内直接肛检两次，逐一检查后方可准许上岸。1945 年，日本战败投降后，中国政府重新收回海关与检疫权，复建广州海港检疫所，为中央卫生署直属，由粤海关具体管理，检疫业务亦逐渐恢复。1946 年 7 月，广州海港检疫所开始实施航空检疫。1949 年 10 月，人民政府接管了广州海港检疫所。

二、海口海关检疫制度与机构的设置与发展

海口海关检疫制度的确立相对较晚。1925 年，海口市对进口船

舶实施卫生检疫，但此项工作至 1946 年前都因没有设立卫生检疫机构，由琼州海关税务司派英籍医生登船舶兼办检疫业务。效仿欧洲的查验方法，采取过滤式方式对染疫人、染疫船进行检疫，规定凡来自疫港的船舶在港外停泊候检，不得擅自装卸货物。若发现船上有人患病或死亡，实施卫生检疫最少 1 天，最长 5 天。1946 年 9 月，国民政府中央卫生署令成立海口交通检疫所，所址设在海南医院雨亭楼，负责海口港的卫生检疫工作。该所医疗器械十分简陋，防疫研究设备缺乏，只根据中华民国政府卫生署公布《交通检疫实施办法》《海港检疫所消毒蒸熏规则》的规定，对出入境船舶进行蒸熏除鼠，从事有流行病学意义的鼠、蚤研究工作，其他检疫业务无法开展。1947 年，海口海港检疫所接收了日本同仁会海口诊疗班和防疫研究所小电艇一艘、中型汽车一辆以及一批医疗器械、物资。1948 年开始对出入境旅客进行预防接种，但具体是针对哪种传染病未有记载。1949 年 10 月，海口海港检疫所由中华人民共和国政府接管。

第三节　近代汕头海关检疫制度的嬗变

鸦片战争后，汕头作为东南沿海移民要埠与重要海关口岸，迅速为西方殖民势力染指，早于省城广州建立起一套符合西方卫生观念与殖民管治需要的海关检疫制度，是东南沿海最早建立海关检疫制度的城市之一。

一、汕头海关检疫制度建立的背景

汕头地属广东澄海县蓬洲都，向来为岭南出海重要门户。清政府在此设立潮海关征榷，"凡货之自外入，自内出者，得查验之"。1858 年，美、英、法、俄四国强迫清政府签订不平等条约《天津条约》，其中《中美天津条约》《中英天津条约》《中法天津条约》均要求增开汕头①为通商口岸，规定英、美、法在口岸地区拥有自由通行与居住生活的权利。这使汕头成为继广州之后，第二座沦为半殖民地的广东口岸城市。

列强之所以要求汕头开埠，一方面缘于其具有庞大的劳工市场且为移民出口要道。早在开埠之前，汕头就凭借独特的地理位置成为东南沿海与南洋群岛人货往来频繁之处，粤、赣、闽三省商民多经汕头赴东印度、新加坡及暹罗等地，南来北往的进出口物资亦多在汕头集散。据记载，"1857 年就有 120 艘外国船在汕头作业，在香港的报纸上也刊登有定期航行汕头的船期表……开埠前的汕头已形成了行街、顺昌街、老市等街坊，并有贸易集市"。巨大的经济价值使西方列强迫不及待要求开放汕头劳工市场。《天津条约》签订后，英、法、美等国来到汕头掠夺原材料、倾销商品、开设洋行、贩卖苦力②，即契约华工，民间则更直白呼为"猪仔"。潮汕地区开设了大量西人控制下打着合法招工名义的"猪仔馆"，借由太古、波

---

① 初为潮州，后改为汕头。
② "苦力"称呼一般认为来源于英文单词 Gooly 或 Goolie，是欧洲人对亚洲劳工的轻蔑称呼，在粤语和潮语中也译作"咕哩"。

宁、渣华等洋运公司将"猪仔"们贩卖至东南亚殖民地。到了19世纪中后期，受资本主义商品倾销影响，东南沿海地区大量农民与手工业者破产，不得不从汕头下南洋寻生计，汕头成为列强在中国进行殖民贸易的主要据点。

除了攫取中国低廉的劳动力与原材料外，列强要求汕头开埠更为掌握海关管理权，以进一步控制当地经济命脉，便于殖民侵略。1860年1月，汕头建立了实施税务司制度、由西人管理的潮州新关①，标志着海关外籍税务司制度正式在汕头确立。在此制度下，潮海关分化为两个相互独立又相互联系的征税组织：一是由原海关监督主管负责管理本国民船、商人贸易征税的组织，但原有职能和权力已大大削弱；一是由外籍税务司主管负责管理外国商船、商人贸易征税的组织，掌握实权。第一任潮海关税务司由英国人华为士（W. W. Ward）担任，海关内设帮办、总巡、验货员、验货长、稽查员、邮务官、医务官等20余个职位，均由西人担任。其中，医务官又称海关医官，在总税务司的垂直统一领导下负责海关职员的医疗保健，并承担搜集中国口岸水文数据、医学情报及实施海关检疫等工作。自潮州新关设立至汕头海关检疫权完全收归中国前，担任海关医官的依次为斯库特（E. H. Scott，又译作史高德）、波乐（J. Pollock）、连亨利（Henry Layng）。

---

① 初设于妈屿岛上，后迁入汕头市区。

二、西人把控的海港检疫制度及实施情况

(一) 章程制度与检疫内容

1883 年至 1926 年,汕头海关检疫处于西人掌控之下。检疫制度主要包括以下内容:

1. 染疫船只悬挂黄旗

以黄旗表示检疫信号的做法源于欧洲海关防疫。1860 年潮海关理船厅章程即规定"凡船只进口内有瘟病之事,须在泊界下段三里外先行停泊,船首扯挂黄旗"。后江海关在《严查各国洋船由传染病症海口来沪章程》中增加疫船悬挂黄旗的规定,"轮船如来自传港经吴淞时,由主任官送此章程于船主,令于前桅上悬黄旗,始准入港",将悬挂黄旗作为卫生检疫的信号写入中国海港检疫章程。汕头海关在制定防疫章程时,也遵循此项国际惯例,规定"有传染病症之海口而来者,当给予该船此项章程一纸,并令该船挂一黄色旗在前桅梢上,方准进口;悬有黄旗之轮船入口时,知照检疫医官,上船按章检疫"。时至今日,悬挂黄旗的规定一直沿用,为入境船舶接受卫生检疫的标志。

2. 规定检疫隔离期

针对 1883 年霍乱流行,汕头海关订立两项检疫条令:①来自厦门的船舶于到达后实施检疫 48 小时;②来自琼州、马尼拉和其他经香港当局宣称为霍乱疫区的船舶于到达后检疫 10 天。48 小时与 10 天为隔离期。隔离期的规定始于 15 世纪欧洲鼠疫大流行时各国采用

的 Quarantine 制度。考"Quarantine"一词的初始含义，即有 40 天之用意在内。后根据实际情况，隔离期缩短，各港口要求略有不同。霍乱结束后，汕头海关对海关检疫隔离期制度重新修订，要求"未经检疫医官许可者，船内旅客货物一律不得自由上落，凡隔离期限长短，由检疫医官及关系领事官定之"。

3. 设立隔离检疫点与救治点

汕头海关施行港外待检制度，船只锚地设于妈屿岛，"凡船入汕头口岸时，须在马屿口蓝培山附近海面之禁海界内，投锚停船"，等待医官查验。"医官查验之时，船内人不准上岸，外来人不准上船"，如船上发现染疫者或疑似染疫者，即令下船，安置于专门为隔离检疫患者而建造的 mat-shed hospital（凉棚医院），接受进一步观察与治疗。负责治疗的医生以本地人为主，但海关医官具有检查权与看视权。据《海关医报》记载，凉棚医院位于港口北岸，距离汕头镇约 1.5 英里，距离港口边界约 0.5~0.75 英里。

4. 船舶检疫消毒

海关医官在检查中，如发现船上有染疫者或疑似染疫者从而可能导致传染病发生时，或船只在航行过程中已出现有人患传染病死亡时，除对相关人员采取措施外，还要对船舶和旅客行李实施消毒杀虫。消毒时，船只暂时被扣留于妈屿岛检疫地，每艘船的扣留时间不可超过 48 小时。该项制度始于 1894 年穗港鼠疫大流行之际，并被严格执行。

5. 严格查体

海关医官对每一位乘客进行仔细检查，如有任何可疑的疾病征象，都会拒绝通过。海关检疫不仅面向外来船只，也针对中国出洋船只。中国劳工及移民出港往往会面临更加严苛的检查制度。据连亨利记载，中国劳工及移民要接受出发港与目的港双重检查。汕头出港体格检查要求男性必须裸露腰部，检查腹股沟和股骨腺，医官将手放在每个人的胸部或前额上，诊断是否发烧；女性也不可避免要当众裸露部分身体。进行这项工作除需海关医官外，还要配备懂得方言的口译员。若查体不通过，乘客则将面临 7—9 天的隔离期。

6. 出洋种痘

大部分中国劳工或移民的目的地为新加坡等英国在东南亚的殖民地，当地海关检疫亦由英国领事辖下的移民部门与官员管理。1904 年英国政府规定：中国移民海峡殖民地，要由英国领事或其代表指定的医师施行健康检查后方准前往；移民及移民地检疫规则由目的港移民法具体规定。以新加坡为例，1915 年，新加坡移民当局颁令：凡往海峡殖民地之移民应由出发港医官或船医种痘①后方准上船。由于查验的病症以天花为主，因此，管理与实施劳工与移民的疫苗接种也是汕头海关医官工作的重要内容。

7. 发放健康证书

汕头海关检疫规定，船员旅客经医官查验，如无传染病者，则发放健康证书，准予放行。如为前往英属殖民地的移民，须按照规章经体检合格后，方可取得健康证书，进而购买船票。

_____

① 接种牛痘。

（二）连亨利及其把持下的海关检疫

汕头海关检疫体制由地方官、潮海关税务司和汕头领事团合作管理，潮海关税务司派海关医官具体负责。1883 年汕头海关检疫制度初建立时，波乐任海关医官，但他对此项工作并不用心，记述寥寥。1889 年，英国人连亨利接替波乐，把持海关检疫长达近三十年，工作主要涉及以下几个方面：

1. 严格执行检疫制度

1894 年广州、香港鼠疫大流行期间，汕头关开始实施海关检疫制度。据海关医员连亨利（Henry Layng）记载："6—7 月，海关医员对从香港来汕头的船只和乘客开展仔细检查，有约 11 人被确诊并从轮船上转移至专门为接收口岸鼠疫患者建造的医院①中。在这 11 名患者中，有 9 例最终不治身亡，2 例治愈出院，1 例在延长住院 42 天后出院。这艘船只的疫情引起了海关检疫的重视，此后，海关医员对船只检查更加小心，每一位到达的乘客都要接受仔细检查，一旦发现可疑船只，就拒绝通过。"据统计，在这两个月间，海关共检查了 40 艘轮船，其中 7 艘被扣留在检疫地进行消毒。连亨利（Henry Layng）认为，"海关检疫制度对港口大有好处，并可能使鼠疫在那一年免于流行；但如果能提早几周前就开始实施的话，帮助会大得多。因为在对轮船进行医疗检查之前，已经患有鼠疫的乘客都被带上了船。在汕头进行检查的一个间接有益结果是，载有大量从海峡返回的移民的轮船直接抵达汕头，而不是停靠香港，并且有

---

① 位于港口北岸，距离汕头约 2.5 公里，距离港口边界约 0.8—1.2 公里。

两三艘乘客在香港直接从新加坡船转运到前往汕头的船只。从受感染的港口出发仅几小时就对乘客进行检查无疑是不够的，而且对于潜伏期超过航程天数的任何疾病，也必然如此。这种预防措施的一个弱点是陆路交通和垃圾运输，对其可能引起的鼠疫流行无法进行任何控制"。

1897—1899 年鼠疫严重流行期间，汕头关也实施了海关检疫，从 6 月 5 日至 9 月 28 日，当局禁止人们从汕头移民到海峡定居点①。大多数移民来自村庄或邻近城镇。到港口的旅程原本需要一到三天或更长的时间，可能在港口停留一两天，等待轮船的到来。但是，加上船上的 9 天隔离期，在旅行和等待中所花费的时间实际上意味着移民离开受感染地区到抵达新加坡之间通常要有 12 或 15 天的时间间隔。作为负责检查的海关医员，他必须严格执行体检操作，最好还能熟悉当地的语言和地理，如果不会说方言，应得到可靠的口译员的帮助。连亨利（Henry Layng）记载"所有接受检查的男性均应脱光腰部，检查腹股沟和股骨腺，并将手放在每个人的胸部或前额上，以便诊断发烧。鼠疫的第一个可检测到的迹象是发烧，所有发烧（即使完全没有其他症状）的人，如果来自受感染地区，或经过该地区，都应该被拒绝通行。……自今年 4 月 8 日（1897 年）以来大约 13300 名乘客已离开汕头前往海峡定居点、曼谷、西贡和德利。我对这些都进行了检查，并将可疑病例送走，结果在他们到达目的地时只发现了一例。除此之外，香港可能还会增加 2000 或 3000

---

① 在新加坡。

人，这将导致载有移民乘客的船只上发生的鼠疫病例数提高到16000例，其中的1例在抵达时就被发现，这一风险很小，可以认为没有风险。事实证明，在出发港进行的仔细和严格的医疗检查，以及在目的港进行同样仔细的检查，加上九天或十天的检疫，在过去是非常成功的，只有在港口本身感染严重的情况下，才需要采取禁止措施。我们的计划是把所有发烧、腺体肿大或有任何可疑迹象的人都挑出来，把他们安置在甲板的一边，那里有一位可靠的助理医生，他继续测量每个人的体温；这样一来，他们将接受最严格的检查，所有可疑病例都不会通过检查"。

2. 搜集调查口岸地区疫病数据

连亨利（Henry Layng）对汕头发生的较大规模传染病进行了社会调查与数据搜集。如1894年穗港鼠疫和霍乱在汕头蔓延时，"从汕头开始，疾病传播到南方的一个大城镇——潮阳，我们每天都通过蒸汽船与之沟通。这次疫情在潮阳最严重，但我无法提供任何可靠的统计数字。对于汕头，我记录到93例死亡，有51例我无法确定是否死亡。据我估计，在这个总人口约23000人的港口中，死亡总人数不可能低于400人。……几乎每天都有听说有人要逃离……霍乱在潮阳流行的同时，鼠疫也在肆虐。后来，在8月，它出现在汕头以北约40英里的地区"。"1894年夏天，这个港口（注：汕头）首次出现鼠疫，是从香港输入的病例。从那时起，这种疾病就作为一种流行病在港口或邻近的城镇或村庄存在。1895年，主要流行于汕头港和潮阳镇。1896年，主要流行于潮阳镇和海门区。1897年，主要流行于汕头正南和东南方向的村庄及惠来。1898年，主要流行于汕头港、潮阳港、惠来港。1899 年，主要流行于汕头北部和东北部的村庄及惠来"。这些医学情报既是对汕头疫病流行的观察记录，方便汕头海关实施及时的检疫措施；也经由信件向伦敦医学中心报告了近代广东沿海地区疫病流行的一手数据。

3. 把持港口出洋种痘权并收取费用

作为重要的移民出境口岸，中国人由汕头前往东南亚英属、法属殖民地均被要求提供牛痘接种证书，而签发证书的权利掌握在连亨利手中，"任何人（男人、女人和儿童）购买船票之前，须持有海关医官（个别情况下可以是英国医师）签字的接种疫苗证书。随后，要颁发轮船无疫入港许可证，代表船籍国家的领事与医师事先须一起登船检查所有乘客"。这意味着想要离境必须找海关接种牛痘，而牛痘接种并非免费，"此类检查和接种的收入，即使按每人一元钱计亦相当可观。所有这些收费均被视为医师合法报酬的一部分"。那些本就家贫试图下南洋谋生的苦力往往无力支付这笔费用，只能藏于船上祈求不被发现，或者被西人以"猪仔"贩卖，其间路途遥远，船舱环境污浊，"数十人群集一船，空气既不流通，清洁二字更置不论"，等到达目的地已是九死一生。海关医官仅检疫与种痘收费一项便是巨额数字，伍连德发现，"在《英国医学杂志》和《柳叶刀》的广告栏中，经常可见有人出售汕头港检疫医员的'肥差'，其转手费用总计高达 5000~6000 英磅，采用一次结清或分期付款的方式成交……所以在这个职位上的医师的总收入，包括与银行、商贸公司签订合同及通常的薪金，肯定是相当高的"。据当时媒体披露，"外国医生连亨利到轮点客，以客额计算。如客在 35 人以内，则须缴纳检查费 35 元，如超过所定额数，则每人加收 1 角"。在连亨利（Henry Layng）任职的数十年间，这项工作始终操于其手，甚至在中国政府收回海港检疫权之后，连亨利亦仍然执其职务，下轮检查，勒索费用，引起国人强烈不满。

三、权力争夺中的制度嬗变

自 1926 年始，中国政府开始了收回海关检疫权的抗争。但广东与南京国民政府之间存在政治矛盾，海关检疫权的归属由中外之争演变为兼夹中央与地方之争的复杂事件。海关检疫制度内容也在权力争夺中发生变化。

（一）汕头市政府试图重整海关检疫制度

海关检疫权长年把持于西人手中，"一切裁判办法统由领事税务司及洋医全权办理"，国家尊严与经济利益严重受损，中国老百姓只得仰人鼻息，遭受压迫。除面临当众查体和勒索费用外，多数出洋移民自家乡到汕头港口需要 1—3 天或更长的时间，在港口还需停留一两天，等待轮船到来。一旦"内地发现传染症流行时，彼（洋医）则诸方取缔，除防范外延，或借口办理不善，故意阻拦"，延长出港隔离期，导致移民离开受感染地区到抵达目的地之间通常有 12 天或 15 天的时间间隔。大大增加了花费，而不可预测的检疫结果又增加了移民风险。不少人倾其所有来到汕头，因查体不通过沦为无家可归者，终被当作"猪仔"贩卖南洋。

种种问题逐渐唤醒国人的自强意识。1926 年法国召开巴黎会议讨论修订《国际卫生公约》，民国政府派驻法使官姚锡九代表参会，并提出应当修正、删除《国际卫生公约》中有损国家主权的字眼，这是中国首次参与国际卫生会议。同年，广州和汕头相继开展收回海关检疫权的斗争。1927 年 4 月，汕头市成立出洋种痘处，收回了出洋种痘权，突破了西人把持海关检疫的体系，并将种痘费定为每人 2 角，较之前英国规定的费用大为减少。南京国民政府亦有意收回全国海港检疫权，外交部顶住各国公使的强烈反对，支持汕头收回这项权力："汕头海港验疫事务，既设专所办理，审核条例，亦极妥密，前由海关兼办，本属权宜之计，自无仍为维持之必要。"

1928 年，汕头市长许锡清要求废止《潮海关理船厅章程》，拟定《汕头市海港检疫所暂行条例》（下文简称《条例》），并呈请广东省民政厅察核、转呈省政府备案。《条例》共 19 条，主要内容包括：规定汕头海港检疫管理部门为汕头市市政厅海港检疫所；将霍乱、天花痘、鼠疫、瘟热、黄热病五种传染病纳入检疫范围；明确疫船与非疫船的区别；规定医官检验疫船与非疫船的方法；规定市内河面发现疫船的处置方法。但《条例》中未提及船只消毒与乘客查体等。

南京方面对汕头政府此举不满。此时，国民政府正筹划在上海建立全国海港检疫管理处，不希望看到汕头政府在此前掌握当地的海港检疫权。权力的中外之争变成中央与地方之争。因此，直至 1931 年 4 月汕头海港检疫所方成立，晚于 1930 年 7 月全国海港检疫管理处的成立时间。这一条例最终未能真正实施，汕头海港检疫权亦直到汕头海港检疫所作为全国海港检疫管理处的下属单位成立后，才得以从西人手中收回。与此同时调整的，是出洋种痘的管理与实施也由汕头出洋种痘处移交给汕头海港检疫所。这意味着海港检疫与出洋种痘两项管理权和经济权均由南京国民政府收回和掌握。

（二）国民政府治下的汕头海关检疫

全国海港检疫管理处成立两个月后，颁布了第一部全国统一的检疫法规《海港检疫章程》（下文简称《章程》）及相关规章制度。由于汕头海港检疫权已收归中央，故以《章程》为检疫制度。《章程》的制定参照了1926年6月在法国巴黎召开的第十三次国际卫生会议制定的"万国卫生公约"，对检疫内容与检疫方法做了新的规定。相较于《条例》，主要有以下不同：

①列入检疫的传染病为鼠疫、霍乱、天花、斑疹伤寒、黄热病，不提"瘟热"；

②将水痘、白喉、伤寒、赤痢、猩红热、流行性感冒、脑脊髓膜炎、麻疹患者归属普通隔离治疗而非检疫范畴；

③对染疫船只的处置办法更加详细，且规定了对传染病源（如疫鼠）的处置，如对有鼠疫的船只，"在未卸货及泊码头之先，得令其行除鼠方法，须注意勿使鼠类出至码头或驳船上于卸货时检查其货物，以免鼠类带至岸上。卸货只能在日间举行，所有驳船须曾受除鼠方法，驳船载满后于未卸货之先须受蒸薰，船货卸完后得将全船蒸薰"；

④对各种疫病的处置时间做了更加严格精确的约定，如判断船

只是否感染鼠疫或有鼠疫嫌疑，均以"上船 6 日内"为限，实施医学隔离亦以 6 日为限，而《条例》则有 5 天、7 天、10 天等不同。

《章程》的实施，改变了以前各地海关各自为政的情况，并与国际接轨。但由于广东政府与南京政府军阀之争和南京方面对汕头海关检疫的强力干涉，在《章程》实施同时，原潮海关的部分权力依然被保留，海关医官连亨利等人还能对船只进行检疫，导致一度出现双方医官同时登船检疫且收取费用的情形。1931 年 5 月，广东宣布独立。据王鹏研究，1932 年，汕头脱离了全国海港检疫管理处的管辖，但汕、英之间关于检疫权的矛盾与争夺仍在继续。直至 1936 年 8 月，全国海港检疫管理处才对汕头检疫所进行第二次接收。此时，汕头海港检疫所已因长期人浮于事、资金短缺，无力施行船只检疫。

1939 年 6 月，日军占领汕头，港口正常贸易和海关对外活动停顿，海关检疫和出洋种痘工作也陷入停滞。抗日战争结束后，国民党重新收回对汕头海关的控制权，为巩固统治，施行"输出入管理制度"，汕头海港检疫所恢复工作，重新订立侨胞出洋种痘新规，提出种痘后三日依种痘反应先签发反应证，以示种痘成功，再行健康检查；并授权两所市立医院承办该项业务。

直至 1949 年 10 月汕头解放，汕头海关为解放军汕头市军管会正式接管，在战乱中艰难维持、反复更权的近代海港检疫制度终于画上了句点。

近代汕头海关检疫制度的建立是西方殖民势力强加于中国的结果。不同于华人社会传统占绝对优势的省城广州，汕头特殊的地理位置和外向型经济使之成为海港检疫制度建立的首选目标。而数次疫病大流行又从客观上推动了汕头海关检疫制度的发展，进一步将"闭关锁国"的旧中国裹挟入卫生全球化浪潮中。根据《海关医报》的记载，海关检疫制度在汕头的施行有效阻止了鼠疫的扩大化。但由于记载有限，其他海关的情况有所缺失。

从整体上看，海关检疫制度在中国各海关的建立与开展，一方面，在客观上起到了示范作用，促进了中国近代卫生检疫的发展，对防止疫病传播起到一定作用；但也要看到，海关检疫制度的发展与列强入侵中国的步伐是相一致的，鲜明的殖民意图对中国主权和民众人权造成极大伤害，海关检疫也一度沦为西方攫取中国政治经济利益、压迫中国民众的工具。另一方面检疫官滥用职权，损公肥私，损害了华商和民主的利益，加速了中国滑入半殖民地半封建社会的进程。

第四节 海关检疫制度下的移民与劳工

粤人出国的历史可追溯至唐以前。唐以后，因地利之便侨居国外者日渐增多。从明开始，尤以侨居今菲律宾、印度尼西亚、马来西亚、泰国、新加坡者甚众。清末，广东民生日艰，政治动荡不定，为躲避战乱或出海谋生而主动出国者更多。这些下南洋的移民，一开始主要是自由移民，没有人身依附关系，在新的国度可以行动自如，从事适合自己的工作。然而，随着资本主义、殖民主义的侵略加剧，西方贩卖人口的勾当在中国东南沿海肆虐，不掌握生产资料的农民或破产的手工业者被拐骗出国，称为"契约劳工"，又有一直白称呼"猪仔"，因"被拐者若猪仔之贱，有去无还，既入其笠，又从而招之意也"。早在明代，葡萄牙人就在澳门从事人口贩卖。第二次鸦片战争以后，按照1858年签订的《天津条约》规定，清政府开始被迫允许西方殖民者招募华工。这让西方列强得以从中国获取更多的廉价劳动力。先一步进入中国的外国商行与本地的买办、奸商、地痞与流氓相勾结，在广州、汕头、香港等地设立"猪仔馆"。这些被称为"大客头"或"猪仔头"的洋人代理人，手下又豢养了一批"小客头""猪仔贩"，由他们深入农村不择手段地招募劳工。为掩人耳目，有些"猪仔馆"也挂名为客馆，名曰"招工"，实为用诱骗、绑架等手段招收"契约劳工"。据记载，1860年，古巴贩子瓦尔加斯串通美国苦力船米心札号船长在广州拐骗人口当"猪仔"，收拢了578名苦力，预备从黄埔长洲湾外通过墩船把"猪仔"接送入大船，中国政府收到消息立即着手调查，瓦尔加斯却得悉先机，连夜把苦力运送到澳门，借道出海。①

不名一文的中国人被利诱拐骗，从而登上了被贩卖出洋、旅居（或客死）他乡的轮船。清光绪末年，广东地区流传一本名为《夜半钟声》的小册子，内收一篇广东顺德狮江谭警迷子所作《戒拐贩人口出洋记》，真实形象地描述了契约劳工在到外国去的船上的惨状："迨夫番船开行，引赴蚁亭讯问，当官报号，悉皆以羊易牛，循

---

① 澳门的猪仔馆属葡萄牙管辖，中国政府无法控制，也无权根据美国会法案防止美国商船去接收苦力。

例呼名，无非指鹿为马，衷情莫白，隐念难鸣。押送者目者宁目张张，起行者低头窜窜，鱼贯蚁队，概行带行舟中，犬伏蛇行，遂即拘囚于舱中，呼号对泣，涕泪交横。遍体之衣褐不完，果腹之饔飧莫继，饥寒屡受，重病丛生，食无箸而卧无床，直等同槽之牛马。"由于这些客船均由人口贩运者承包，为了多得利润，往往超载，致使船舱之内，"日则并肩叠膝而坐，夜则交股架足而眠"。人数既多，水供不足，饮食恶劣，"晕船吐呕，狼藉满舱"，加以"南洋酷热，上下蒸郁"，奇臭逼人。一旦有船客染上疾病，迅速蔓延。一首客家歌谣唱道："至嘱亲友莫过番，海浪抛起高过山，晕船如同天地转，舱底相似下阴间。"这些客船，被称为人间的"浮动地狱"。1855年，美国驻马尼拉领事鲍麦尔致国务卿马西的公函中也记述了一艘由汕头开往美国的客轮上"猪仔"遭受的非人待遇。"10月11日，有八名苦力病重，由船上医生治疗。有很多苦力腿痛。是夜有两名苦力跳船投海身死。""10月12日离开汕头，开往卡亚俄。13日中午12时，厦门苦力与汕头苦力发生斗殴，后者两名轻伤。打了半个钟头。15日晚，两名苦力患病，跳海了，我们没有来得及放下舢板，他们就淹死了。15日船长美尔曼病了，于17日身死。""11月，威弗利号由汕头装载450名中国苦力开往卡亚俄，……已故船长和若干旅客均患痢疾死亡，另一些旅客还在病中。上月27日掩埋已故船长尸体的准备工作正在进行之际，船上的中国佬，以为船已到达目的地，想要上岸，企图解下小艇以便登岸。为了阻止他们，船长向他们开了枪。船员们害怕，引起反抗，都拿起武器，经过短时间搏斗，中国佬被赶下底舱，并将舱门紧闭。过了12—14小时以后，打开舱门时，发现将近 300 名不幸的人都窒息身死。"

华人出国必须接受海关检疫，这是海关检疫制度推行的结果，以防瘟疫等流行性疾病传播。但自由移民尚可自主，这些"猪仔"面临的则是毫无人道的、耻辱性的检查。如上文所举汕头海关检疫之例，"猪仔"在自己的祖国尚且得不到尊重，更遑论路途中的其他港口检疫。如被运往新加坡的"猪仔"，当所乘轮船碇泊港外，再由小船转运送到岛上。此时新加坡为英属殖民地，其检疫工作遵循英国条例，并由英殖民地政府采取措施。如若船上发现来自瘟疫地区或中国疫病港口，则禁止瘟疫区的移民入境，倘若船上有人被疑染天花、麻风等疾病，那么整只船便须停泊于棋樟山（St John's Island）检疫站，接受医官检查。检疫医官要求男女移民赤身裸体，接受检验：

> "必褫去上下衣服，细加检视。名为查验，实则考察体力也""新加坡猪仔埠头之旁设有医院一所，专事考验猪仔及种痘，由猪奴持棍押以入院，五人为伍，排列庭中。南洋本属热带，而此数百猪仔之于赤日之中，炎威肆虐，苦不可言。医生手持名册旁立，华奴每五人为一起，脱卸衣服露其全体，俯首而入避疫之病房。房无窗牖，深黑似漆，而此五人立以待命嗣后来者。凡五六起，始有黑奴携盆而入，盆内炭火甚炽，杂以硫磺。安置既终，黑奴即阖户出外加以铜锁，熏炙约十余分钟之久，使纵之出。再易他人。经此一熏，气闭而死者百人之中必有四五。既出之后，黑奴令之不许穿着衣服，驱之外出，转

入一室。室之四周围以玻璃之窗，光明照澈迥不若前之黑暗。而可怖之现象乃因之愈益明了，能使见者心惊胆战，不寒而栗。斯室中有一医生鹄立相待，手持牛耳之刀，寒光莹然，每人至前即持刀突刺其臂，殷红之血尽至淋漓，复以痘浆注入创口。经此一刺之后，种痘手续乃以告终。……创痕宽约七八分，而长几二寸且事已垂二十年，而臂上疤痕犹深至三四分，则当日惨酷情形可想见矣。"

"自种痘以后，即闭置病院之中，每日晨起即有黑奴前来驱使外出，至前所至之辟疫病房中，如法炮制，以硫磺炭火熏灼。一次既熏之，后又驱入浴室为之冲凉。苟有执拗，鞭扑随之。且在院时饮食一切极为苛刻。欲得糠秕之属以求一饱，亦不可得。设因饥饿不能振作，即谓其染疫再事熏灼，而牛痘甫种，一着冷水即行溃烂。种种荼毒，不可胜言。"

1909 年，此时政府已下令不允许华工出国，在广东、厦门等口岸严查，故运往印尼的"猪仔"改由香港出口。等船到达文岛（门托克）后，即由西医上船检疫。华工需赤身裸体接受各项检查。"各工人裸体鹄立，一缕俱无，可怜之状，令人泪下"。美国旧金山有一名为"天使岛"的小岛，是当时华人美洲大陆之前等候检疫和审查入境资格的拘留总部，又是被驱逐出境的华人等待被运回国的拘留所。从 1910 年到 1940 年，岛上每天都拘留着 200~300 个华人男子和四五十个妇女。他们中有的人因为出国前卖房卖地筹集旅费，而现在盘缠用光，进退两难，没脸回去见家乡的妻儿而自尽，有的妇女因为受不了无休止的侮辱性检查盘问，愤而跳楼自杀。一些粤人留下诗句，反映出当时的困苦生活："为乜①来由要坐监？祇（只）缘国弱与家贫。椿萱倚门无消息，妻儿拥被叹孤单。""说去花旗喜溢颜，千金罗掘不辞艰，亲离有话喉先哽，妻别多情泪对潸。浪大如山频骇客，苛政如虎备尝蛮。"

而历经千难万险到达目的国的劳工处境亦十分艰难，在海外从事繁重的采矿、种植等工作。1908 年清政府农工商部右侍郎考察商务大臣杨士琦在"考察南洋华侨商业情形"一折中指出： "汶岛②……矿工 5 万余人均系粤籍华工，入境后即受人束缚……视同奴隶""矿厂半在山洼，山水下流，厂主不设抽水机，华工日在水中，既患潮湿，又系梅腹，故染病最易。天热异常，时症不息，死者枕藉。"一些劳工因不堪折磨，"于是窃资夜逃，搭轮船，装疯病，得脱罗网"；如被逮住，轻则痛打一顿，重则绑起来毒打至死，在附近挖坑草草掩埋。

据不完全统计，从 1845—1873 年，全国每年向南洋移民数量不下十万人，其中绝大多数又为广东人。从香港、澳门流入欧美的人口就达 32 万多。到 1940 年，"粤侨在海外人数约为 600 万"。这些粤侨，当然包括早年被劫去的华工及其后裔在内。而 1869—1948 年间仅经汕头港（潮海关）一地出国的华人就有 500 余万人，除第一次世界大战（1914—1918 年）与 20 世纪 30 年代初期（1930—1934 年）出国人数陷于低潮外，出境到曼谷、新加坡等地的人数，都达

---

① 粤语"为什么"
② 即印尼邦加岛。

至八九万至 10 余万人不等。1912 年民国政府成立后，对贩卖中国人出洋做劳工之事非常重视，孙中山要求严格禁止此项买卖，保护华侨。但这一罪恶并没有就此消失。而作为劳工与移民出海必经之地的诸海关，亦见证了这段屈辱的历史。

第六章

结　语

　　近代意义上的海关机构与海关制度在广东沿海口岸的建立，是广东走向近代化、全球化的一个重要标志。历史上身兼"天子银库"与对外交流重任的广东口岸由此成为西方人员、物资、思想、制度等输入中国的主要关口，近代中国的中西交汇与现代化亦最先体现于这些口岸地区。作为近代西方进入中国的一支小众却又特殊的群体，海关医员以"他者"的身份和视角在广东口岸生活、观察、记录 19 世纪末 20 世纪初中国广东地区的医疗社会与风土人情，甚至亲身参与其中，身体力行普及西学观念与医疗技术。得益于《海关医报》的编纂而留下了专业性的文字记载。从《海关医报》中，可以看到中西医学与思想的交汇、海关医员"他者"视角下的广东民俗与医疗社会、处于全球化涡流中的疾病传播和卫生现代化的历史进程。

第一节　海关医员在近代广东口岸扮演重要中介角色

学界对近代"西医东渐"的既往研究，主要集中于考察医学传教士言行、思想及其影响；或研究视线集中于教会医院、医学校等特定的医疗场域内。《海关医报》则把观察视角延展至近代海关建立的口岸地区（也包括口岸周边地区）的整体社会。作为《海关医报》的编写者，海关医员不仅承担了观察与记录的工作，更身体力行地参与到东西方交流的过程中，扮演了重要角色。

与海关高级职员如历任总税务司等相比，既往研究对海关医员的认知较为单薄，认为海关医员的活动比较简单，社会地位和影响也不够广泛，在遗留下来的史料中着墨不多，或是偶然出现于各地海关志、回忆录中。詹庆华研究发现，虽然海关医员被列入海关职员名录中，并由海关支付薪酬，但不能享受一些特殊津贴，一些待遇如假期、调口等也与其他海关职员有所不同。这些待遇上的差异，显示出海关医员是海关职员中身份较为特殊的一个群体。但细究《海关医报》这一出于海关医员亲笔记录的文献，我们却能够看到一个个立体鲜活的个体和他们在口岸地区的思想、生活痕迹。

要分析海关医员的角色，必须先明其身份。首先，海关医员是远渡重洋来到中国的"他者"。于其而言，中国是神秘的东方"异国"，与西欧风土人文迥异。海关医员的个人成长背景与所接受的医学教育与中国人和传统中医也有着极大差异。面对两种社会环境、两套医学体系，海关医员并没有选择直接融入中国社会，而是将自身置于"旁观者""批判者"的地位，审视中国与中国人的生活。因此，海关医员的"他者"并非单纯的"外来者"，伴随着殖民主义全球化的扩张，也携带了近代西方现代卫生文明对东方传统文明俯视的"自信"。

其次，海关医员是职业医师。尽管服务的对象主要是海关职员及外国侨民在内的外国人群体，但部分海关医员也为广东港埠地区部分居民提供医疗服务，甚至参与口岸地区流行病、传染病的社会应对，部分人对给中国人治病很感兴趣。他们对疾病的认知主要受近代西方"环境医学"理论的影响，这决定了他们对发生、流行于广东口岸地区的流行病、传染病采取什么样的认知和分类方式。同时，受西方殖民扩张与殖民主义思想的影响，海关医员在接受医学理论的基础上，也潜移默化地接受了殖民医学的政治立场。在观察和诊治中国人的过程中，对中国人、中国医学、中国习俗不自觉地流露出傲慢与偏见，其中原因除了中西方文化隔阂外，主要还是由于殖民心理的优越性所导致。

海关医员的另一重身份则是他们之中部分人与医学传教士角色重叠。如前文所述，一些海关医员本身就是医学传教士（如琼海关医员康兴丽），还有一些海关医员参与到驻地教会的医疗活动中。因此，在某些场合，海关医员与医学传教士的双重身份的界限是模糊的。学界对近代医学传教士的相关历史研究与书写秉持着"现代卫生文明使者"与"帝国主义侵略帮凶"的双重面相。从《海关医报》行文中，亦多次展现出"文明"与"愚昧"、"东方"与"西方"、"现代"与"传统"、"进步"与"落后"的二元话语结构的对立。如海关医员对广东湿热气候的反感——"这个夏天有十分可怕的暴风雨，连续几年都如此……在整个雨季，得病的人很少，然而一旦下雨停止，温度上升，就会出现非常多发热病例""无尽的热，夏秋间强烈的热力，或者印度及其他热带国家的气候，是最有害的"；对口岸城市到处充满肮脏与疾病的鄙夷——"街道上污秽不堪，……经常散发着有害气体""厕所是开放的""从疾病的起源说起，这跟浸渍的污秽大有关系""卫生设施不干净，污秽不堪，为瘟疫的传播提供了必要的条件"；对当局政府缺乏公卫意识、治理不当的批评——"甚至没有人试图阻止这种流行病……考虑到中国南方大都市糟糕的健康状况，所有的公共卫生都是不可能的"；以及，对身患疾病的广东人或划龙舟、驱鬼逐疫，或饮下不知名药方等医疗习俗的不解。

不过，值得注意的是，此时海关医员的医疗理念仍是以希波克拉底学说为基础的传统西医"环境医学理论"，倾向于使用整体论、环境观的思维方法，采用的治疗手段和药品也比较单一，注重患者身体机能的恢复，与后来"细菌学说"为主导的现代西医学不同。中医与传统西医在某些理论层面，实际上存在沟通的可能。但文化隔阂使以海关医员为代表的西医对传统中医和民间医疗习俗存在诸多不解；同时，中国人对外来的西医普遍不信任，也加剧了海关医员内心的观念冲突。

海关医员与来华传教士同属于深受基督教影响的人群，这使得他们既具有作为一名专业医者践行医疗工作的职责，又兼备部分宗教人士的信仰和博爱奉献的精神。在面对广东人医疗实践和医疗观念的同时，海关医员也试图传播和推广更加"文明"的西医知识和公共卫生理念。如戈梅斯·达·席尔瓦担任拱北海关医员时，就希望通过实验改变中国人不信西医的状况；斯库特担任北海关医员时也密切关注广东人对西医西药的接纳程度，并写到，在他们的努力下，"汕头附近的中国人越来越希望得到外国的医疗建议"；劳奥利担任北海关医员时，正值鼠疫大流行期间，他从西方公共卫生建设的视角对北海城内下水管道设计和垃圾清扫等问题都提出改进意见；琼海关医员康兴丽更是在《海关医报》中记载自己是如何帮助海南岛民使用蚊帐和传播卫生思想的。可见，海关医员虽不像医学传教士那样天然带有传播医学的职责，但他们在日常工作和与中国人的交往中，也或多或少将西方医学知识传递给口岸民众；一些海关医员还会与中国医者群体接触。尽管目前相关材料还不足以说明接触深度如何，但推测二者在观念冲突、抵牾之余也必然有着交流了解和互相影响。海关医员的工作也绝非局限于海关赋予的职责，他们同时也是医学传教士之外，又一支将西方医学和思想文化传入中国的重要力量。由于他们主要在海关驻地活动，这也使得近代广东口岸在"西医东渐"的进程中占有了重要一席。

此外，海关医员对中医中药、中华文化习俗的向西传播也起到一定作用。按照赫德的指示，海关医员在广东口岸从事医疗活动时，必须对本地风土人情、医学知识有所观察。他们以"他者"的视角，对这些所见所闻进行记录与描述。首先，是各地天气、水文、气温等地理信息，以及所在地区地理环境、气候季节与当地常见病、多发病、流行病之间的关系；其次，是各海关外国居民与本地居民的健康状况、发病种类、死亡率，以及当地医疗民俗、中医治法、中药方剂等本土医疗知识。这些信息汇总之后，由海关造册处统一编印发行，定期出版。据詹庆华研究，《海关医报》虽然是一种内部出版物，受众较窄，但其赠送分发的对象十分广泛，既有中国的有关机构和组织，也有西方的政府机构和社会团体、传媒、文化部门及医学组织，主要包括：中国海关系统各机构如北京总司署、上海造册处、各地海关，总税务司、海关医员等个人；各国驻华公使、条约口岸领事和商务领事；社会公共机构如同文馆、上海商会、香港商会，上海、香港、日本横滨等地西方报刊；中国驻外机构与公使；英国政府外交部、财政部、殖民部、海关总署、贸易部、博物馆、图书馆、《泰晤士报》等编辑部；法国政府；德国政府；美国医学会、哈佛大学图书馆、《纽约时报》编辑部等；中国海关驻伦敦办事处。尤其向当时世界医学情报中心伦敦汇报海关医事报告，为近现代西方医学理论的发展提供了大量重要信息，促进了西医学和热带医学的进步。同时，也向欧美世界展示了中国传统医学和医疗民俗，成为外界了解中国的一个窗口。如广东区别于其他省市的气候地理与居民饮食习惯，广东常见病、多发病及其中医疗法，"过癫""出痧""驱鬼"等民间习俗。尽管海关医员以"殖民医学"的视角记述，但对于疗法操作、方药组成等具体内容的描述尚较客观，在一定程度上推动了中医药向外传播和中西医交流。1884年，英国著名医生戈登（Gordon）从已经出版的《海关医报》中选择部分内容，按"地方公共卫生与健康情报""中国医学和流行病史""治疗与药物"以及"动物疾病"等专题，编辑出版了《驻华医报撮要》，并作为中国代表团的宣传品在"伦敦卫生博览会"上展出，加深了欧洲世界与近代中国和中国人生活状态的了解。

因此，从一个较大的历史维度上看，尽管海关医员受观念与身份的制约，但在客观上完成规定工作职责的同时，也充任了近代东西方之间医学文化交流的重要的中介角色。

第二节　近代广东口岸呈现中西交汇的医疗社会图景

乾隆年间，有诗云："广州城郭天下雄，岛夷鳞次居其中。香珠银钱堆满市，火布羽缎哆哪绒。碧眼蕃官占楼住，红毛鬼子经年寓。濠畔街连西角楼，洋货如山纷杂处。洋船争出是官商，十字门开向二洋。五丝八丝广缎好，银钱堆满十三行。"该诗描绘出一个中外商贾云集的富饶广州城。事实上，因优越的地理位置与交通，早在秦汉时期，广州便与印度、马来半岛等亚洲南部国家和地区有了海路交往。隋唐时期，与外界的航海往来更加密切，广州外港黄埔成为"海舶所集之地"。随着海上丝绸之路的兴起，广州更加成为中西交往重要的交通枢纽，第一次鸦片战争之前，伴随着通商贸易而来的"西学东渐"就开始在广州口岸生根发芽。"精神舶来品与物质舶来品形影不离，几乎同步登上广州口岸。"通商口岸和近代海关在广东沿海建立后，汕头、北海、海口等地的交通属性进一步加强，位于中国南大门的广东口岸成为古老中国承接近代西方文化的桥头堡。

　　传教士是最早一批来到广东、与本地居民有较深交往的西方人。如意大利传教士利玛窦在肇庆、韶关等地驻居十余年之久，不仅将西方现代数学、几何、世界地图、天文学等传入中国，还把西方医学中的生理解剖学介绍到中国。此后，西医知识、技术、人员逐渐在广东口岸会聚，并由此散布、传播至内陆腹地；医学传教士与海关医员等职业医师粉墨登场，开启了近代广东西医发展和中西医的交汇。

　　先于近代海关建立之前，医学传教士便已将广州等广东口岸城市作为传教布道行医的主场。1830 年美国公理会派遣裨治文（Bridgman）前往广州，1834 年又派传教医师伯驾至穗，于 1835 年11 月在广州创办新豆栏医局（博济医院前身）。1838 年 2 月，伯驾、郭雷枢及裨治文在广州成立"在华医务传道会"（The Medical Missionary Society in China），利用在华提供基督教慈善和社会服务的机会投建医院、传播医学。近代西式医院的成立与配套教育、管理体制的引进不仅引入新知，更改变了中国传统的医事结构。杨念群曾在《再造病人》一书中提到西式疗法与医院场域对中国民众的观念冲击和中西思维的龃龉。相较于将医生请进家门、病人在家养护的传统中医诊疗模式，医院作为一个专门的医疗场域，各科专业医生会聚与此，分门别类、"流水式"作业诊疗，在诊疗方式上与传统中医有较大不同。这些改变对于当时的中国人来说不仅意味着物理意义上的转移，更需面临心理上的调适。作为前期的"试点"，新开设的西医院在初始阶段并未能获得广大中国民众的认同，在广州的新豆栏医局开业首日，并无一人上门求诊。随着西医发挥外科手术治疗上的优势，中国人的医疗观念开始改变，一些饱受眼疾折磨，又没钱看病的百姓开始寻求西医的帮助。再加上以新豆栏医局为代表的西式医院，不仅免费为人诊治，不光能做白内障切除等眼部手术，还能帮人截肢、切除脓疮和肿瘤，并还将西医的麻醉术引入中国，逐渐稳固了西式诊疗在中国人心中的位置，"看中医"还是"看西医"从此成为就医选择的一个难题。

此外，牛痘接种术也最早从广东沿海"登陆"。东印度公司船医皮尔逊将牛痘接种术跨海携来，培养邱熺等人成为广东（亦是中国）第一批掌握牛痘接种术的种痘师。此后，接种牛痘预防天花又得到广州本地士绅的资助和支持，职业种痘师队伍逐渐扩大。虽然人痘接种术发源于中国，但从牲畜的身体取得"痘苗"给人接种一时之间难以让国人接受。于是，邱熺等人尝试借用中医学理来阐释牛痘作用机理，这可视作为沟通两种医学体系所做的努力。到《海关医报》所记载的19世纪中后期，职业种痘师已成为广东乡间预防天花的一支稳定力量，从文献记载来看，其工作已形成了"采痘—种痘"一套既定流程与模式，并形成家族和师徒授业的稳定方式，在乡间受到民众的广泛欢迎。牛痘接种术在广东被广泛接受与认可，是西医技术与本土社会融合较好的一个典型。作为一种新生医疗力量，种痘师在得到民众接纳的同时，并没有挤压中医的生存空间。

海关医员到来后，以一种渐进而又直接的方式将西方医学输入中国并产生影响。在海关驻地范围内，一些海关医员从公共卫生设施建设、居住环境改造等角度改善了他们的工作生活场地，一些海关医员参与到中国民众的日常生活中开展卫生科普。此外，海关检疫制度在口岸的建立，则将西方卫生检疫制度移植到广东。在国家检疫机构成立之前，海关率先担任起对来自海外传染病的预防检查工作。这些近代西方医学的知识、技术、制度对广东传统医疗社会造成了影响。加之，与前期来华的德贞、玛高温等海关医员不同，在广东口岸任职的海关医员普遍对中医学没有深入研究，愿意了解、研究中医的海关医员占比也相当少，大部分人对中医既无兴趣亦无好感。从广东海关医员的记载中，可以看出他们对中医的好奇、不解、困惑抑或歧视。例如记载中医用小孩的尿（童子尿）治疗跌打损伤，治疗发热使用发汗、利尿或通便不同方法（辨证论治），采用刮擦法（刮痧、放血疗法）治疗热病，要求病人遵循饮食忌口等。这些中、西医学在理论、观念和实践方面的显著差异，随着海关医员在华活动范围的扩大和对本土居民医疗生活的干预，也对中国人原有的思维习惯和观念秩序形成了冲击。

在西方医学登陆广东并产生影响的同时，传统的岭南医学也在发生变化。作为中医学中一支特色医学流派，岭南医学的枝干根源于中医传统，又随着地域不同和时代发展，逐渐融入新的元素。晚清岭南医学出现变化的重要原因，一是在于疫病频繁流行，口岸地区又受外来疾病影响而致疫情更为严重；二是西人与西学最先"登陆"并影响口岸社会。这就使晚清岭南医学发展出现三个特征。第一个特征：应对鼠疫等疫病的治法方药勃发，医家医著大幅度增多，影响力不断增强。如医家吴宣崇、罗汝兰和梁达等，创造了卓有成效的治法。罗汝兰吸收吴宣崇经验著成的《鼠疫汇编》，成为有关中医治疗鼠疫著作的祖本，衍生出《鼠疫约编》《鼠疫抉微》等系列专著；梁达的《辩证求真》，被认为是"专治鼠疫之无上宝筏"，其"辟秽驱毒饮"受到民国众多名医如吴锡璜、张锡纯、何廉臣等人的推崇。《海关医报》中虽未见引用相关著作的内容，但涉及鼠疫治疗的药方（偏方）并不少见。从所记载的药方（偏方）来看，民间用药并没有遵循传统治则治法与理法方药，多无定法并常使用本地特色草药。这也使我们得以在常规医药文献之外，了解民间应对鼠疫之法。第二个显著特征是：中医业态形成规模，医疗资源趋于整合。清末的广州西关医馆众多，形成两条中医街，一条毗邻十三行，一条位于人口密集的洞神坊。这种成行成市的规模有利于发挥聚合效应，也反映出广州医业的兴盛。而在对抗疫情的过程中，一些民间医疗资源通过医馆、善堂等机构实现社会整合——疫情的频繁使相关救疗机构数量激增，甚至出现专门的救疗疾疫的医药局；在政府职能缺位的情况下，地方商绅率领商会、宗族、乡约等民间组织调动、集中医药资源赠医施药。赖文、李永宸和余新忠等学者对此问题曾有过研究，认为这种医疗救济活动显示出晚清广东中医已具备自发性地参与和关注公共卫生事务的苗头。但是这一苗头并未能自我生长成为中医制度内的一部分，而是被民国政府成立之后铺开的卫生医疗现代化进程阻断了。第三个显著特征是中医对西医关注较早且深，身处近代西医传入中国的首途之地的岭南，不少中医在感知中西不同认知带来的碰撞的同时，也主动拥抱、吸纳西学。此时出现一众中西医汇通医家与提倡中医科学化革新医家，前者代表有陈定泰、朱沛文、于风八等，后者代表有谭次仲、卢觉愚、张公让等。

可以说，在中西方医学、文化、思想初交汇之际，近代广东口岸呈现富有时代特色、地域特色的医疗图景。而后，西医在地理上逐渐向内陆延伸、发展，开始与中医抗衡并最终影响中医的近代形态与发展走向。

第三节 近代广东口岸是医学知识与疾病传播的枢纽

自清廷与帝国列强签订不平等条约开放通商口岸之后，原本零星进入的西人伴随殖民势力在华深入变为大量涌入。人员的频繁流动必然带来知识、技术与疾病的传播。因此，西方现代科学（包括医学）知识和流行病、传染病开始以渐进的汹涌之势通过口岸地区影响近代中国。如海关医员将西方"环境医学""瘴气致病理论"携入中国，以之分析广东口岸地区气候环境与疾病发生之间的关系；将治病的西药如奎宁、非那西丁、安替比林等引入中国，丰富治疗手段与途径。北海关医员劳奥利等将近代公共卫生观念介绍到中国，并付诸实践，尝试改变当地肮脏拥挤的社区环境。康兴丽等兼具传教职责的海关医员，利用传播教义等途径，普及卫生科学知识，推广蚊帐使用。这些西方医学知识在口岸汇集，又随着人员流动和扩散影响其他地区。

透过《海关医报》的记载，可以清楚看到医学知识与疾病在广东口岸传播的样貌。疾病的书写在《海关医报》所占篇幅较大。《海关医报》记载 1871—1910 年间发生、流行于广东口岸地区的各类疾病多达 70 余种，涉及呼吸系统、生殖系统、泌尿系统、循环系统、消化系统等多个器官和系统病症，其中以热病、霍乱、鼠疫、麻风、性病、皮肤病等为多。从疾病的分类来看，以海关医员所称的"瘴气病"（miasmatic disease）、"外来病"（enthetic disease）、呼吸疾病、消化疾病为主；从发生的地点和频次来看，循海而来是它们的共同特征。"地理大发现"与航海技术的提升，促进了中西交通，推动了西方对中国这个东方大国的向往。通过梳理《海关医报》所载广东口岸地区疾病，绘制表格，可以为进一步考察流行病传染病在广东地区及中国大陆的传播情况和社会影响提供资料，也可为研究近代以来广东沿海地区的流行病、传染病提供宝贵数据。前文已选取发生频次高、流行范围广的热病、霍乱和鼠疫为重点考察对象，有针对性地开展文献分析和历史研究。

如前所述，海关医员对热病的关注源于"日不落帝国"在亚热带和热带地区的殖民扩张以及由此带来的"热带医学"研究和发展的需要。从《海关医报》所载热病的发生、发展、流行情况来看，口岸地区从地理上处于亚热带或热带，人员密集且流动性大，因此热病的发生相当频繁，甚至一年多次；同一年中，多个口岸热病发生亦此起彼伏，呈多点散发态势。广东地处亚热带、热带，自古以来被称作"瘴疬之地"，蚊虫滋生，热病种类繁多，这给海关医员提供了绝佳的观察与治疗机会。在海关医员的记载中，广东各口岸地区几乎每年都会流行疟疾热、间歇热、弛张热、伤寒病以及不明发热等各类热病。其中最常见的热病是疟疾发热，对此，海关医员常使用奎宁——这被称作是治疗热病的"灵药"。但彼时奎宁在中国的推广并不顺利，相较于中药退热简便廉验，西药未能凸显优越性。这种情况使海关医员思考如何在中国打开西药市场，也成为日后西方殖民者抢占中国市场、打击中医中药的一个原因。这些与热病有关的医学数据和情报通过《海关医报》传递、汇聚到伦敦医学情报中心，进一步为西方医学家对热带疾病的考察提供了一手材料，广东也成为英国在全球医学情报网络中的一个重要站点。

《海关医报》对霍乱的记述亦较丰富。古典霍乱自嘉道之际传入中国，引发了数次大流行，以广东口岸地区受影响最大。传统典籍记载清代霍乱的四次大流行，其中两次都在《海关医报》中有具体体现，分别发生于1888—1895年间和1901—1902年间。这些记载可以补充既往史学研究注重方志史地材料而忽略外文文献之不足。据《海关医报》记载，广东口岸霍乱多发于夏及夏秋之交，部分地区在某些年份也曾有过冬季流行，通常这个冬季的气温高于往常且降水偏多。如1895年广东气温与降水较往年更多，同时鼠疫流行，导致霍乱一直持续至冬季。海关医员亨利·莱恩记录了1888—1895年潮州、潮阳暴发霍乱的情形，并记录了观察到的死亡病例和部分病例的救治情况。又如1902年2月，广东口岸发现霍乱，继而从南向北蔓延推进，6—7月间两广霍乱严重，成为重灾区。直至秋凉之后传播势头方才减弱。由于广东口岸船运发达，因此相较于西南、北方等地，霍乱传播路径主要通过"海运—沿海港口"实现"城市—城市"的沿海传播模式；又因水网密布、人烟稠密，同时兼有"海运—沿海港口—水陆交通线—内地"向内陆延伸的传播路线。两种路线相互交织。海关医员凌兰记载了1901年9月至1902年3月间在广州流行的霍乱。海关医员戈梅斯记录了拱北关的霍乱流行，除了春季瘟疫和夏季霍乱的季节外，1895 年和 1898 年瘟疫与 1902 年霍乱暴发造成的每日死亡率曲线基本相同，这是一次鼠疫与霍乱伴发的严重疫情。在观察澳门霍乱发病情况和总结规律的基础上，戈梅斯提出，感染鼠疫的患者更容易染上霍乱；另一方面，由于水是霍乱的媒介，如果能够避免饮用或接触受细菌污染的水，就有可能将感染率降低到最小。

而海关医员对鼠疫在广东的流行记载则可与中医鼠疫专著、方志史地文献、时事报刊等互参，勾勒出当时鼠疫的传播路线。据北海关医员劳奥利与粤海关医员威尔士的观点，1894 年的穗港鼠疫最可能经由海上贸易从西南地区输入，其源头可追溯至 1871 年云南普洱回民起义期间随战争暴发的鼠疫，随后传播至北海，到达合浦，而后又扩散至钦州、高州、雷州、琼州、廉江等地，最终在广州、香港出现大暴发，由于此前广州很少出现鼠疫，因此人们普遍对此疾病缺乏认识和应对措施，造成了当地居民大量死亡，进而引发了鼠疫在全球的第三次大流行。这一观点对于考察近代鼠疫的流行路线和传播情况提供了非常宝贵的参考。此外，海关医员记载了广东地区对鼠疫的别称与一些民间土方和治疗土法，但是限于身份和政治立场，《海关医报》在描述这些土方土法时难免带有鄙夷色彩。如北海关医员夏普·迪恩认为，"他们（指中国人）仍然坚持他们的旧观点，认为鼠疫是一种地源性疾病（起源于土壤），并且他们说，现在某些地方由于未知的原因，最近变得有利于这种疾病的发展。否则，他们会问，为什么瘟疫要等到 1894 年才离开它的家园，而在此之前的许多年里，在完全相同的情况下，它并没有迁移的趋势？这一点以及其他许多难以回答的问题都起源于中国人的思想……他们仍旧愿意把钱花在被证明是失败的计划上"。由于缺乏有效的防治手段，1894 年发生在广东穗港的严重鼠疫流行，伤亡极其惨烈，至六月中旬"更及于省乡镇，愈染愈多，愈推愈远"。宣统《南海县志》记载："光绪二十年甲午，羊城鼠疫流行，蔓延远近，人触其气，病辄死，日以百数计，医者束手。"《申报》大量报道了广州鼠疫流行时的惨烈景象，死亡之快、死亡之多令人惊心动魄，以致当地棺材脱销、供不应求："西关连登巷烟户无多，自三月朔日起至望日止，死者计共数十人，十室九丧，哭声遍地，其余各处大略相同。棺木店昼夜作工，仍觉应接不暇，且所染之症顷刻即毙。"《粤疫续述》称：瘟疫大暴发流行的三个月之内，约 150 万人口的广州城疫死人数近 10 万余人。一个多月之后，珠三角的鼠疫大流行传播至一岸之隔的香港，亦造成死伤无数。这次穗港鼠疫的发生也成为近代中国历史上一场危害极大、影响极广的疫病流行。

《海关医报》的相关记载不仅可以补充许多历史的细节，展现流行病影响近代广东沿海地区的历史侧面并分析其传播路线，了解疾病的严重危害性，也有助于推动人们对流行病认知的进步和防治措施的优化。

第四节　口岸医疗卫生建设推动广东卫生现代化进程

"卫生"一词最早出现于《庄子》，指的是"护卫生命"。近代卫生概念首先出现于日本。据余新忠考证，近代中国的卫生观念与行为的变动在清代嘉道时期已现端倪。在中国社会近代化的过程中，西方卫生知识的传入和日本近代"卫生"用语的引介以及中国知识分子对传统的重新阐释等，使"卫生"一词的含义发生了变化。光绪早期，人们仍以"保身""养身"等来理解"卫生"，但随着《化学卫生论》和《卫生要旨》等书的出版发行，以"卫生"来表示近代卫生的情况逐渐增多。"卫生"含义的转变、卫生观念的建立与近代"西医东渐"的进程密切相关。作为西医进入中国的"前站"，海关口岸也最先接触到西方现代卫生观念与机制。如海关医员将城市公共卫生的理念引入中国。如黄宽、亚历山大·礼呢都曾对广州排水系统和公共卫生环境的维持提出建议。虽然限于其身份、立场与职权，公共卫生的理念影响的范围与深度比较有限，并未能在中国口岸地区普及。但这些意见均具有时代先进性，将现代卫生观念与制度引入中国，初步起到"启发民智"的作用。一些兼具传教工作的海关医员发行宣传物品，在驻地医院建立公共卫生宣传区，以各种表格、模型及实例向公众展示疾病蔓延的主要原因，还利用统计数字说明预防传染病的重要意义。这些对公众开展的公共卫生知识宣传和实践，也在一定程度上推动了中国公共卫生事业近代化。

中日甲午海战之后，日本对中国的影响加强，"卫生"概念完全引入，卫生制度被广泛接受。而这也有赖于此前西人卫生观念的传播与相关制度的前期引入。

另一个重要方面就是近代海关检疫制度的建立。从汕头开始，海关检疫制度依次引入汕头、广州、海口等地。这些地方口岸仿照欧洲海关检疫程式制定检疫章程和内容，使进出口岸的中外船只有章可循。如规定染疫船只悬挂黄旗、规定检疫隔离期、设立隔离检疫点与救治点、船舶检疫消毒、严格查体、出洋种痘、发放健康证书等。在鼠疫、霍乱大流行时期，减少了这些流行病、传染病洲际传播的可能与风险，也在一定情况下保护了国人的健康。一些海关医员从事海关检疫时间较长，如潮海关医员连亨利（Henry Layng）。他在《海关医报》中较为详细地描述了1894年穗港鼠疫扩散到汕头后由其率领的海关检疫所对可疑船只和人员进行检疫的工作流程与具体措施，包括规定涉疫船只在远离港口处单独隔离、仔细为每位乘客查体、一旦发现可疑者即拒绝通行等。从检疫的实施结果来看，可以有效阻止鼠疫的扩散。此外，连亨利还掌握了汕头口岸出洋种痘权并收取费用。出洋种痘是西方国家为防止中国天花患者（携带者）漂洋过海传播疫病而制定的规则。在海关医员检疫查体之时，一旦发现有未接种牛痘者，则勒令必须先接种并取得海关医员签发的接种疫苗证书（船只则需取得海关医员签发的"无疫入港许可证"），方能通行。但是疫苗接种并非免费，因此出海之人需要在船费、旅费之外再筹措一笔"种痘费"。由于海关医员的身份与立场主要是服务于其母国与殖民需要，因此在检疫工作过程中时常出现针对中国人的"歧视""慢待",由此所引发的中西冲突、中外对峙亦不少见。

　　尽管这项制度也伴随着殖民主义在中国的侵略而发展,但必须承认,海关检疫制度在广东口岸的建立,客观上加速了广东卫生现代化的进程,订立了海关检疫的规章与实施办法,并在权力更迭和民族战争中不断修正、改良,以符合中国的实际情况与民众需要。新中国成立后,在近代海关检疫机构和制度的基础上,形成了具有独立主权、为人民服务的当代中国海关检疫。同时,也是由于海关检疫的实施,进一步加快了西方现代卫生理念与制度在近代中国的发展。1901 年,我国巡警部下警保司设立"卫生科",这是首个出现"卫生"字眼的政府机关,也是近代中国第一个专管公共卫生的机构。卫生警察的出现是西方卫生制度在中国体制内发展的典型体现。1903 年,广东在广州设置巡警总局,设卫生科。1929 年南京国民政府成立后,广东都督府设卫生司,下设 4 部:总务课、检验局、医务课、洁净局,主要开展广州的卫生防疫、医务管理和死亡统计等工作。卫生观念之所以能在广东普及,除了民国政府所做的工作外,前期民间对相关卫生知识的接触与吸收,恐怕也是一个重要原因。

　　因此,可以说近代海关的设立与海关医员的工作在客观上促进了近代中国在卫生建设方面的现代化转型,其带来的新知识、新技术具有"开启民智"的作用,加快了中国社会形态和制度转型发展的进程。但同时也要看到,自 1863 年通商口岸海关设立海关医务所至 1930 年中国政府收回海港检疫权前,外籍税务司一直把持着中国的海港检疫工作。从海关医员的主观认知和有关卫生制度订立的初衷来看，其根本目的是干涉中国近代化发展的自主进程，强行将中国纳入西方殖民体系之内，加深了中国的半殖民地化。我们在承认其客观推动性的同时，也不能忽略、美化其殖民医学立场和隐含的种族偏见。

参考文献

专著类

［1］（清）李守中 . 时疫核标蛇症治法［M］. 广州：广东科技出版社，2009.

［2］（清）梁廷枏总纂，袁钟仁校注 . 粤海关志校注本［M］. 广州：广东人民出版社，2002.

［3］（清）庐蔚猷，吴道熔 .（光绪）海阳县志：46 卷［M］. 潮城：谢存文馆，1900.

［4］（清）屈大均著，李育中等注 . 广东新语［M］. 广州：广东人民出版社，1991.

［5］（清）阮元主修 . 广东通志［M］. 北京：商务印书馆，1934.

［6］（清）王士雄 . 随息居重订霍乱论［M］. 上海：上海古籍出版社，1996.

［7］（清）郑观应 . 盛世危言［M］. 北京：华夏出版社，2002.

［8］（隋）巢元方 . 诸病源候论［M］. 沈阳：辽宁科学技术出

版社，1997.

[9] [美] 麦克米伦著，李超群译. 大流行病 [M]. 译林出版社，2022.

[10] [英] 哲玛森. 海关医报 (Medical Reports) [M]. 北京：国家图书馆出版社，2016.

[11] 白寿彝总主编，周远廉、孙文良主编. 中国通史17：第10卷：中古时代·清时期：上 [M]. 上海：上海人民出版社，2015.

[12] 蔡鸿生. 广州与海洋文明 [M]. 广州：中山大学出版社，1997.

[13] 陈邦贤. 中国医学史 [M]. 郑州：河南人民出版社，2017.

[14] 陈小卡. 西方医学传入中国史 [M]. 广州：中山大学出版社，2020.

[15] 陈小卡. 西方医学经粤传华史 [M]. 广州：中山大学出版社，2018.

[16] 邓铁涛，程之范. 中国医学通史·近代卷 [M]. 北京：人民卫生出版社，1999.

[17] 邓铁涛. 中国防疫史 [M]. 南宁：广西科学技术出版社，2006.

[18] 高晞. 德贞传：一个英国传教士与晚清医学近代化 [M]. 上海：复旦大学出版社，2009.

[19] 广东省档案馆. 近代广东海关档案：粤海关情报卷 [M].

广州：广东人民出版社，2018.

[20] 广东省地方史志编纂委员会. 广东省志·海关志［M］. 广州：广东人民出版社，2002.

[21] 广东省地方史志编纂委员会. 广东省志·地理志［M］. 广州：广东人民出版社，1999.

[22] 广东省地方史志编纂委员会. 广东省志·人口志［M］. 广州：广东人民出版社，1995.

[23] 广东省地方史志编纂委员会. 广东省志·自然灾害志［M］. 广州：广东人民出版社，2001.

[24] 广东省地方史志编纂委员会. 广东省志·总述［M］. 广州：广东人民出版社，2004.

[25] 广东省交通运输厅. 广东省水运史［M］. 广州：华南理工大学出版社，2022.

[26] 广东省文史研究馆. 广东省自然灾害史料［M］. 广州：广东科技出版社，1999.

[27] 广州市地方志编纂委员会办公室，广州海关志编纂委员会. 近代广州口岸经济社会概况 粤海关报告汇集［M］. 广州：暨南大学出版社，1995.

[28] 广州卫生检疫局. 广州卫生检疫简史 1911—1998［M］. 武汉：长征出版社，1999.

[29] 黄良俊. 近代中国海港检疫机制的演变及疫情防控［M］. 芜湖：安徽师范大学出版社，2020.

[30] 黄挺. 潮汕史简编［M］. 广州：暨南大学出版社，2017.

[31] 佳宏伟. 清季中西医学文化交流与冲突：基于《海关医报》分析//陈支平，王炳林. 海丝之路：祖先的足迹与文明的和鸣：第1辑 [M]. 厦门：厦门大学出版社，2018.

[32] 赖文，李永宸. 岭南瘟疫史 [M]. 广州：广东人民出版社，2004.

[33] 李爱丽. 晚清美籍税务司研究 以粤海关为中心 [M]. 天津：天津古籍出版社，2005.

[34] 李佳，张伟. 中医防疫拾珍集 [M]. 济南：山东科学技术出版社，2020.

[35] 李尚仁. 帝国与现代医学 [M]. 北京：中华书局，2012.

[36] 李尚仁. 想象的热带：十九世纪英国医学论中国风土与中国人体质//朱大可，张闳主编. 21世纪中国文化地图 2005卷 [M]. 上海：上海大学出版社，2006：45-53.

[37] 刘小斌，郑洪. 岭南医学史：中 [M]. 广州：广东科技出版社，2012.

[38] 刘正刚，刘波. 广东旧志疫情史料辑录与研究 [M]. 广州：广东人民出版社，2005.

[39] 马伯英，高晞，洪中立. 中外医学文化交流史：中外医学跨文化传通 [M]. 上海：文汇出版社，1993.

[40] 马伯英. 中国医学文化史：下 [M]. 上海：上海人民出版社，2010.

[41] 饶宗颐. 潮州志 [M]. 潮州：潮州市地方志办公室，2004.

［42］汕头市市政厅秘书处.汕头市市政例规章程汇编［M］.
汕头：市政厅公报编辑处，1928.

［43］商务部国际贸易经济合作研究院.中国对外贸易史［M］.
北京：中国商务出版社，2016.

［44］上海出入境检验检疫局.中国卫生检疫发展史［M］.上
海：上海古籍出版社，2013.

［45］王翔.棕榈之岛：清末民初美国传教士看海南［M］.北
京：南海出版公司，2001.

［46］伍连德，伯力士，陈永汉，等.霍乱概论［M］.上海：
上海海港检疫管理处，1934.

［47］伍连德，伍长耀.海港检疫管理处报告书：1—6册［M］.
出版地不详：卫生署，1932.

［48］夏东元.郑观应集·盛世危言后编［M］.北京：中华书
局，2013.

［49］冼维逊.鼠疫流行史［M］.广州：广东省卫生防疫站
（内部印行），1988.

［50］熊月之.西学东渐与晚清社会［M］.北京：中国人民大
学出版社，1991.

［51］杨念群.再造"病人"：中西医冲突下的空间政治［M］.
北京：中国人民大学出版社，2006.

［52］姚贤镐.中国近代对外贸易史资料［M］.北京：中华书
局，1962.

［53］余舜德.体物入微：物与身体感的研究［M］.台北：台

湾清华大学出版社，2008.

[54] 粤海关博物馆. 粤海关历史档案资料辑要 1685—1949 [M]. 广州：广东人民出版社，2018.

[55] 詹庆华. 全球化视野：中国海关洋员与中西文化传播 (1854—1950 年) [M]. 北京：中国海关出版社，2008.

[56] 赵全鹏. 海南社会结构问题研究 [M]. 海口：南方出版社，海南出版社，2008.

[57] 中国海关博物馆广州分馆. 粤海关史话 [M]. 北京：中国海关出版社，2013.

[58] 中国人民政治协商会议广东省委员会文史资料研究委员会. 广东文史资料：第 51 辑 [M]. 广州：广东人民出版社，1987.

期刊类

[1] 陈顺胜. 日据前的西方医疗及其对台湾医学之影响 [J]. 科技博物，2002 (4)：59-86.

[2] 陈永生，李娜娜. 近代粤海关及其档案简析 [J]. 历史档案，2016 (4)：127-132.

[3] 陈占山. 西方教会在潮汕的医疗慈善活动与影响 [J]. 汕头大学学报 (人文社会科学版)，2011，27 (6)：21-27，91.

[4] 戴文锋.《海关医报》与清末台湾开港地区的疾病 [J]. 思与言，1995 (2)：157-213.

[5] 单丽.1902 年中国南方霍乱的海路港口传入与内陆蔓延

［J］．国家航海，2012（1）：38-50.

［6］单丽．循海而来：清代霍乱大流行的地域分布与变迁［J］．地方文化研究，2022，10（1）：60-73.

［7］董强．祛疾除疫到根治恶习：晚清海关医官历史书写的多重镜像［J］．海关与经贸研究，2023，44（2）：13-29.

［8］杜丽红，刘嘉．管辖权嬗变与利益博弈：近代汕头海港检疫权的收回［J］．史学月刊，2021（7）：78-83，136.

［9］杜丽红．近代中国的海港检疫及经费来源［J］．近代史研究，2022（6）：86-102，161.

［10］高仁泽．紧要教务：海口福音医院建筑康兴丽纪念楼落成（海南）［J］．通问报（耶稣教家庭新闻），1930：（1407）：6.

［11］高晞．德贞：东西方医学文化的交流使者［J］．自然辩证法通讯，2011，33（4）：101-110，123-125，128.

［12］顾金祥．我国海港检疫史略［J］．国境卫生检疫，1983（S1）：6.

［13］郭强，李计筹．近代广东教会医院的创办及时空分布［J］．宗教学研究，2014，103（2）：236-244.

［14］郭强，李计筹．美国约老会在广东的医疗慈善活动［J］．南京中医药大学学报（社会科学版），2018，19（4）：233-239.

［15］海港检疫史略［J］．公共卫生月刊，1935，1（5）：103-103.

［16］何溪澄，冯颖竹．《海关医报》与1877—1894年广州气象观测记录［J］．气象科技进展，2017，7（3）：71-73，80.

[17] 胡卫清. 取舍之间：英国长老会在华慈善救济事业研究（1856—1949）[J]. 近代史研究，2014（1）：74-95.

[18] 佳宏伟. 清末云南商埠的气候环境、疾病与医疗卫生：基于《海关医报》的分析 [J]. 暨南学报（哲学社会科学版），2015，37（6）：117-128.

[19] 佳宏伟. 十九世纪后期厦门港埠的疾病与医疗社会：基于《海关医报》的分析 [J]. 中国社会历史评论，2013，14（0）：103-131，479.

[20] 赖文，李永宸. 粮食、习俗、卫生与十九世纪的岭南瘟疫 [J]. 中国中医基础医学杂志，2004（10）：68-71.

[21] 赖文，李永宸. 1894 年广州鼠疫考 [J]. 中华医史杂志，1999（4）：15-18.

[22] 李达夫，叶耀元. 考论腹泻霍乱之理 [J]. 新学报，1897（3）：33-34.

[23] 李恒俊. 医学观念与种族偏见：19 世纪来华西医对中国肺痨问题的调查研究（1858—1895）[J]. 史林，2018（3）：139-146，221.

[24] 李永宸，赖文. 霍乱在岭南的流行及其与旱灾的关系（1820—1911 年）[J]. 中国中医基础医学杂志，2000（3）：52-56.

[25] 李永宸，赖文. 岭南地区 1911 年以前瘟疫流行的特点 [J]. 广州中医药大学学报，1999（4）：321-325.

[26] 李永宸，赖文. 1894 年香港鼠疫考 [J]. 中华中医药杂志，2005（1）：28-31.

[27] 李永宸，赖文.19世纪后半叶广州鼠疫传入路线的探讨 [J].中华医史杂志，2003（4）：15-17.

[28] 李永宸，赖文.针灸除疫，绩载史册：岭南医家针灸治疗鼠疫、霍乱的贡献 [J].中国针灸，2004（12）：61-63.

[29] 连浩鋆.晚清时期广东的对外贸易及其对农村社会经济的影响 [J].中国社会经济史研究，1990（3）：80-91.

[30] 连心豪.近代海港检疫与东南亚华侨移民 [J].华侨华人历史研究，1997（S1）：45-53.

[31] 刘家峰.福音、医学与政治：近代中国的麻风救治 [J].中山大学学报（社会科学版），2008（4）：90-99，204-205.

[32] 刘利民.近代海港检疫权的丧失及其危害探论 [J].历史教学（下半月刊），2018（7）：63-67，46.

[33] 宋志爱.我国海港检疫事务沿革 [J].中华医学杂志（上海），1939，25（12）：82-88.

[34] 苏芳玉.清季台湾地区疾病的治疗与观察：外国海关医员的观点 [J].台湾中央大学人文学报，2009：1-53.

[35] 王广坤.19世纪中后期英国公共卫生管理制度的发展及其影响 [J].世界历史，2022（1）：59-73，154.

[36] 王鹏，杨祥银.海关医员与西医东渐：以宜昌《海关医报》（1880—1928）为中心 [J].江汉论坛，2018（2）：123-126.

[37] 王少阳，杨祥银.晚清浙江通商口岸的疾病统计与分析：以《海关医报》为例 [J].浙江档案，2012（8）：48-51.

[38] 王勇.西方医学在近代中国的传播 [J].科学，2007，59

(6)：41-44.

[39] 伍连德. 收回海口检疫权提议 [J]. 德华医学杂志，1929
(11)：2.

[40] 伍连德. 中国之鼠疫病史 [J] 中华医学杂志，1936，22
(2)：1039-1055.

[41] 严查各国洋船由传染病症海口来沪章程 [J]. 万国公报
(上海)，1874 (312)：21-23.

[42] 严玉芳，梅雪芹. 19世纪英国城市的新鲜空气诉求 [J].
世界历史，2016 (1)：66-76，158.

[43] 杨金璐，许光秋，张维缜. 西医影响下的近代广州公共卫
生与健康运动 [J]. 暨南史学，2019 (2)：235-251.

[44] 杨祥银，王少阳.《海关医报》与近代温州的疾病 [J].
浙江学刊，2012 (4)：67-72.

[45] 詹庆华. 中国近代海关医员与西医在华传播初探（一）：
以中国旧海关出版物为视角 [J]. 上海海关学院学报，2012，33
(2)：9-14，18.

[46] 詹庆华. 中国近代海关医员与西医在华传播初探（二）：
以中国旧海关出版物为视角 [J]. 上海海关学院学报，2012，33
(3)：1-6.

[47] 张志云. 中国海关医员的中医研究与《海关医报》的编
纂 (1871—1883) [J]. 医疗社会史研究，2022 (2)：22-51，327.

[48] 郑洪，罗启盛. 岭南医学的瘴气病和瘴湿病机理论 [J].
中医杂志，2014，6 (55)：995-998.

[49] 李尚仁. 种族、性别与疾病：十九世纪英国医学论麻疯病与中国 [C] //"疾病的历史"论文集. 台北："中央研究院"历史语言研究所, 2000：1-19.

学位论文类

[1] 苏芳玉. 清末洋人在台医疗史：以长老教会、海关为中心 [D]. 台北：台湾中央大学. 2002.

[2] 王鹏. 国家与检疫：全国海港检疫管理处研究（1930—1937）[D]. 温州大学, 2014：43-51.

[3] 张星. 明清时期岭南笔记医学史料的发掘收集整理研究 [D]. 广州：广州中医大学, 2011.

英文类

[1] GORDON C A. *An Epitome of the Reports of the Medical Officers to the Chinese Imperial Maritime Customs Service, from 1871 to 1882* [M]. London：Bailliere, Tindall and Cox, 1884.

[2] YOUNG T K. The William Osler Medal Essay：A Conflict of Professions：The Medical Missionary in China, 1835–1890 [J]. *Bull Hist Med*, 1973, 47（3）：250-272.

[3] WORBOYS M. Germs, Malaria and the Invention of Mansonian Tropical Medicine：From "Diseases in the Tropics" to "Tropical Diseases" [J]. *Clio Medica（Amsterdam, Netherlands）*, 1996, 35：181-207.

后 记

　　大潮起珠江。广东作为我国南部一个沿海省份，拥有悠久的历史和独特的地理位置，在中国历史和对外交流中扮演着重要角色。古代广东是中国与南方海洋世界交流的重要门户，是海上丝绸之路的起点之一。近代广东是中国对外交流的重要窗口，东西方人文、科技在此荟萃，并以此为中心辐射全国、海外，为广东成为新中国改革开放的排头兵、先行地、实验区奠定了重要的基础。当代，以口岸城市发展为基础，在珠江三角洲城市集群上形成了"粤港澳大湾区"。大湾区自设立以来，成为新时代中国"一带一路"建设的重要支撑点和经济增长点，在中国式现代化建设的大局中地位重要、作用突出。这无不有赖于经济发达、商贸繁荣、文教鼎盛的发展历史。《海关医报》为我们展现了近代中国转型时期广东口岸地区医疗社会生活的一面，中与西、新与旧在这方土地上碰撞，激荡。借由海关医员之笔，描绘了一幅独特的医疗社会世情图画，也展现了广东口岸在西医东渐和疾病传播上的关键地位与作用。

　　本书构思之际，正值新冠疫情全球大流行之时。突然来袭的疫

236

情打破了曾经平静、有序的社会生活，消毒、检疫、医疗检测这些曾经远离日常的专业防疫工作，成为生活中的重要组成。"人类的历史是与疾病的斗争史"，作为亲身经历疫情者，切身感受远比书本中来得更加深刻和令人难忘。因此，在看到《海关医报》关于近代广东口岸疫病流行与医疗社会的记载时，我希望能通过对人类疫病史的回溯，探寻人类应对全球化疫病流行的解决方式和中医、西医对疫病解决之道的互通与互斥。同时也通过本书的写作，思考作为中国自古及今最重要的对外交流窗口、华南地区最重要的省份——广东，在全球化时代中面对日益频繁的人员往来与资源流通，在中西文化的交融与碰撞和流行疫病的预防与治疗上曾经发挥了什么作用、可以做出哪些改变。

本书的写作得到我的博士生导师李剑教授与博士后合作导师邝枣园教授的支持。李剑教授与邝枣园教授分别是当代中国医学史研究与中西医结合基础研究的著名学者，建树颇丰。两位导师的学识与人格均对我产生了很深影响，也促使我完成了这一选题的研究工作，在此深表感谢！

由于本人水平有限，研究尚有不成熟之处，本书的欠缺和错误之处在所难免。欢迎广大读者指正，以便今后再行订正，不胜感激！

肖雄

甲辰年春于广州